"博学而笃志，切问而近思"

《论语》

"正其谊不谋其利，明其道不计其功"

《春秋繁露》

复旦大学医学课程思政系列教材

总 主 编　袁正宏
执行总主编　吴 凡
副 总 主 编　张艳萍　徐 军

医学细胞生物学
思政案例集

杨云龙　郭锋　朱顺 ● 编著

复旦大學出版社

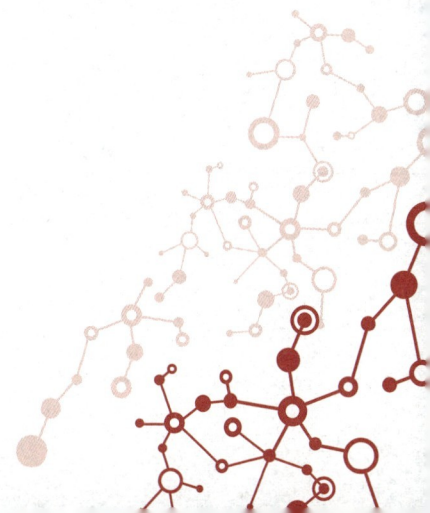

F总序
oreword

高校思政工作事关重大，课程思政是思政教育取得实效的关键一招。

2016 年，习近平总书记在全国高校思想政治工作会议上强调，高校思想政治工作关系高校培养什么样的人、如何培养人以及为谁培养人这个根本问题。 2017 年，中共中央、国务院印发《关于加强和改进新形势下高校思想政治工作的意见》，提出加强和改进高校思想政治工作的基本原则之一是"坚持全员全过程全方位育人"。 同年教育部党组印发《高校思想政治工作质量提升工程实施纲要》，明确"坚持育人导向，突出价值引领"。 2020 年 5 月，教育部印发《高等学校课程思政建设指导纲要》，提出"落实立德树人根本任务，必须将价值塑造、知识传授和能力培养三者融为一体、不可割裂"。 上海教育界积极响应中央号召，在 2020 年《关于深入推进上海高校课程思政建设的实施意见》中提出课程思政建设的基本内涵、总体目标和核心内容。 复旦大学上海医学院积极响应、付诸实践。

上医师者，明理知义。 大家深知医学人才培养是健康中国建设的关键生产力，是人民满意的卫生事业的基础；高等医学教育肩负着为国家培养健康守护者的光荣使命；医学生将来从事的是"健康所系，性命相托"的神圣事业。 同时，大家也深知基础医学是医学生进入医学领域的第一步，在基础医学教育阶段将课程思政融入日常课程教学，加强医学生的德育教育，将为各类医学专业学生的发展奠定良好的思想政治基础，责任重大。

基医实践，自成特色。 复旦大学基础医学院在医学人文教学实践的基础上，积极探索并实践课程思政，2019 年获得"上海高校课程思政领航计划-重点改革领航学院"称号。 学院鼓励各教学团队探索具有学科特色的课程思政，寓价值观引导于学科知识传授和能力培养之中，切实落实"立德树人"的目标。 各教学团队教师积极深入挖掘医学专业课程思政元素，把共产主义理想信念、社会主义核心价值观、人文精神与素养、学校与学科发展史等有机融入专业教学，凝练内涵丰富、鲜活生动、直击心灵、引起共鸣的课程思政案例，培养学生"亲其师，信其道"，实现育人与育才有机统一。 各类课程思政案例的融入丰富了教学内容，活跃了课堂氛围，使课程思政与专业知识交织交融、相辅相成，起到拨动心弦、催人奋进的点睛之效。

　　案例精选，沉淀提升。 本系列教材汇集了复旦大学上海医学院教师近年来在教学中引入的课程思政案例。 普通民众、有志于学医的中学生和医学生阅读本丛书，可了解医学的发展进程，拓展知识，加深对医学专业知识的理解。 国内医学院校教师阅读本丛书可开拓思路，借鉴和参考相关案例，在向学生传授知识、培养其能力的同时，将思政元素有机融入，塑造学生的世界观、人生观和价值观，更好地担起学生健康成长引路人的责任。

　　立足新时代，思政教育任重道远；培养时代新人，课程思政责无旁贷。 希望本课程思政系列教材能起到抛砖引玉，增进医学院和社会、医学院校间相互交流的作用。

2023 年 1 月

P 前言
reface

　　救死扶伤是医生的天职。 由于职业的特殊性，在进行医学类课程教学时，教师不仅要传授知识，还要通过课程思政来塑造学生正确的世界观、人生观和价值观，而课程思政又是因课制宜的，这就对医学类课程的思政教学提出了更高的要求。

　　医学细胞生物学是基础医学和临床医学教育重要的基础课程，将细胞生物学与医学实践紧密结合，研究疾病的发生、发展、转归和预后规律。 课程以完整细胞的生命活动为着眼点，从分子、亚细胞、细胞和细胞社会的不同水平阐述生命基本单位——细胞的特性。 作为各医科专业共同的基础课程，需要做到专业教育和核心价值观教育并举。

　　为了解决医学细胞生物学教师对课程思政教学的迫切需求，解决教学中常见的思政元素和专业知识"简单拼接"的问题，我们通过总结教学中的案例，结合思政教育的特点，编写了这本《医学细胞生物学思政案例集》。 从细胞生物学早期发展、细胞生物学相关的诺贝尔生理学或医学奖的成果，到细胞生物学研究中的华人风采等方面，本书介绍了医学细胞生物学发展中的里程碑事件和经典案例，并提炼出课程思政教学的切入点。 本书注重培养学生严谨求实的科学素养及为人类解除疾苦的医学精神，尤其是希望能引领学生了解华人科学家作出的贡献，培养民族自豪感，进而为祖国医学事业添砖加瓦。 我们感谢复旦大学对本书出版的大力支持，感谢江晨宇、李泽远、檀治平及詹碧芸等复旦学子协助我们寻找资料，并进行校对。

　　细胞生物学广阔的发展史为我们提供了大量的教学案例，对这些素材的取舍以及思政教学的实现形式尚需不断探讨。 鉴于笔者水平有限，诚恳希望本书的使用者提出宝贵的批评和改进意见。

杨云龙

2024 年 7 月

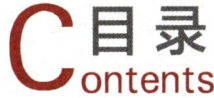

C目录
Contents

第一篇

细胞生物学的早期发展

第 一 章	超越极限：显微镜的发展史

一、目标

（一）教学目标

学习显微镜的发现和发展史，学习显微镜下发现的细胞基本结构。

（二）思政目标

了解罗伯特·胡克、安东·冯·列文虎克、厄恩斯特·鲁斯卡等科学家发现、制造显微镜的故事及对细胞生物学的杰出贡献，培养学生善于发现、善于动手创造、勇于挑战极限的精神。

二、案例

从远古时代起，人们就有探索微观世界奥秘的愿望，但一直苦于没有理想的工具和方法。在古代，人们已经发现由于介质不同，物体在水中比在空气中看起来更大。公元前800年的埃及象形文字资料中，已有最早的关于透镜放大功能的形容。对放大功能的第一条正式书面记录来自古罗马哲学家、剧作家卢修斯·安内乌斯·塞涅卡（Lucius Annaeus Seneca，公元前4年—公元65年），他在公元1世纪的文稿中写道："无论信件多么小或模糊，通过装满水的玻璃球就可以放大字迹，使之更清晰。"到了13世纪，眼镜商通过打磨玻璃制造镜片。1299年，一份佛罗伦萨手稿描述了眼镜是"帮助视力不佳老人的物件"，这说明放大镜原理已得到广泛应用。直到1600年，通过叠加镜片来制造各类光学设备的技术得到发展，显微镜随之诞生。

谁发明了第一台真正的显微镜（指由多个镜头依次组成的"复合"显微镜）仍存争议。较可靠的证据是：1590年，荷兰眼镜工匠扎卡赖亚斯·詹森（Zacharias Janssen，1585—1632年）将两个镜片放入圆筒后发现，靠近圆筒底部的物体被放大，且放大倍数高于单个镜片。因其放大倍率仅9倍，且图像不够清晰，这台显微镜尚不能作为科学仪器使用。

早期显微镜发展史中最著名的人物当属安东·冯·列文虎克（Anton von Leeuwenhoek，1632—1723年）（图1-1）。他是17世纪荷兰的一位布匹商，同时也是显微镜研究领域的先驱。

　　1648 年，列文虎克在阿姆斯特丹一家布店当学徒，20 岁时回到代尔夫特市自营绸布。他本是一位默默无闻的亚麻布纺织工，只是想计算出每平方英寸布匹的线数，而对显微镜产生了兴趣。然而，伟大的发明往往来自一些微小的事物。中年以后，列文虎克受代尔夫特市市长指派，协助市政事务。较好的收入及空闲时间使他有条件从事他自幼就喜爱的透镜打磨，并用以观察自然界的细微物体。尽管列文虎克打磨透镜的工具

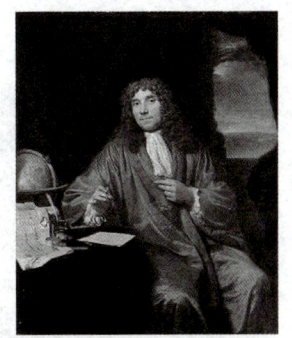

图 1－1　安东·冯·列文虎克

非常简易，但他制作出了当时最好的镜头，可将物体放大 270 倍。迄今为止，列文虎克制作镜头的秘诀仍不为人知。他一生中制造了 500 多台显微镜，其中 9 台仍存世，至今还能获得令人印象深刻的清晰图像。

　　列文虎克从未受过高等教育，但他却有不少朋友是科学家、学者、艺术家，其中就包括当时荷兰著名的解剖学家雷尼尔·德·格拉夫（Regnier de Graaf，1641—1673 年）。格拉夫十分关注显微观察，与英国皇家学会联系密切。正是通过他，列文虎克的工作才被英国皇家学会所知，进而被科学界所了解。

　　列文虎克对显微镜镜头制作技术秘而不宣。直到最近，代尔夫特理工大学的科学家们用中子层析法，在不破坏文物的情况下，穿透金属，观察列文虎克的镜片。成像发现，不论从哪个方向看，镜片的截面都是圆形。也就是说，透镜是一颗玻璃球。正是这颗小小的玻璃球，成为了当时放大倍数最高的镜头。1670 年，列文虎克把一滴池塘中的水放在显微镜下，发现里面竟有许多"微小的动物"游来游去。他将观察记录发给英国皇家学会，引起了许多疑问。在当时人们眼中，记录中描述的情景简直难以置信，加之列文虎克一直拒绝透露使用了何种设备，使之更为神秘。皇家学会对"微小的动物"的真实性提出了疑问，并安排多个权威人士鉴定他的观察结果。1677 年，列文虎克的发现得到了认可，但显微镜内部的秘密并未因此解开。虽然有时候人们称列文虎克为"显微镜之父"，但严格说来，列文虎克并未发明第一个复合式显微镜，他的重要成就是制造了高质量的凸透镜镜头。

　　为提高单镜片的放大能力，必须缩短焦距。然而，缩短焦距需要减小镜片直径，这会导致清晰度降低。为解决这个问题，17 世纪前后，人们发明了复式显微镜。这种显微镜使用多个镜片的透镜组，可以将图像进一步放大。使用复式显微镜带领科学界走入微观世界的人就是罗伯特·胡克（Robert Hooke，1635—1703 年）。

　　当时胡克任英国皇家学会秘书，他引入了复式显微镜的粗调和细调方法，并使显微镜筒可倾斜。在他的努力下，显微镜技术得到巨大发展。他的著作《显微图谱》（*Micrographia*）中叙述了网格状的生物体基本组分——细胞（图 1－2）。这被公认为是显微镜发展史上最重要的事件。在观察软木塞切片时，胡克发现了这种网格，这使他想起修道院里叫"cell"的小房间，他在骨组织和植物中也看到了类似的网格组分。此外，他

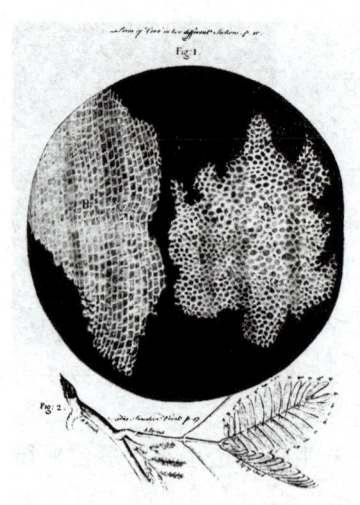

图 1-2　胡克对于软木细胞的绘图

还观察到这些"小房间"包含某种液体,可以从一个细胞进入另一个细胞,但由于受显微镜放大倍率的限制,胡克很难了解细胞的内部结构和组成。

胡克的著作《显微图谱》于 1665 年 1 月出版,随即引起轰动。此时,显微镜虽然已被发明半个多世纪,但并未像望远镜那样,给人们带来科学上的重大发现。这本书甫一面世,科学界才发现显微镜下的微观世界和望远镜带来的宏观世界一样丰富多彩,这突破了人类生活经验的边界。在书中,胡克充分展现了绘画天分,手绘了 58 幅显微镜下的情景,为实验科学提供了明晰、美丽的记录,并为日后科学家所效仿。塞缪尔·佩皮斯(Samuel Pepys, 1633—1703 年),后来的英国皇家学会会长,就是因为这本书的引导,才对科学萌发了兴趣,从而决定加入皇家学会。

接下来的数个世纪,复合式显微镜得到充分完善,通过对透镜组的不断改良,人们消除了色差、光学误差导致的成像质量下降,将光学显微镜推向了分辨率极限——0.2 μm。光学系统的极限分辨率受光波性质的限制,分辨的最小极限仅能达到波长的 1/2。若要进一步提高分辨率,就要减少光的波长。

如何才能减小光的波长? 这依赖于物理学家在物质基础理论方面的研究。20 世纪上半叶,许多物理学家的基础研究表明,阴极射线(即电子)可以某种方式来提高显微镜分辨率。根据法国著名量子物理学家路易斯·德·布罗格利(Louis de Broglie, 1892—1987 年)的波粒二象性原理,电子束可被视为波动的一种形式,且速度越快,其波长越短。若能把电子的速度加到足够高,就可能用来成像。1926 年,科学家证明磁场或静电场可以作为电子或其他带电粒子的透镜。有了新的"光"和新的"透镜组",一个全新领域——电子光学——开始了它的征途。

这个领域的青年科学家代表是厄恩斯特·鲁斯卡(Ernst Ruska, 1906—1988 年),他于 1906 年出生在德国科学重镇海德堡的一个学术家庭。1925 年,他在慕尼黑技术学院学习电子学;1927 年,到柏林工业大学攻读博士学位。1931 年,厄恩斯特·鲁斯卡和德国工程师马克斯·诺尔(Max Knoll, 1897—1969 年)博士一起,制造了第一个电子透镜——能够像透镜聚焦光束一样地聚焦电子束的电磁体,并成功地对一个电子源进行显像。1933 年,他将几个这样的镜头串联使用,发明了世界上第一台电子显微镜的原型机,并成功地对一个样品进行了显像。这个样品是一个非常薄的切片,电子通过样品,偏转到荧光屏上,产生一个极度放大的像。同年,他提交了电气工程博士学位论文《电子显微镜的磁性物镜》(Über ein magnetisches Objektiv für das Elektronenmikroskop),为电子显微镜奠定了基础。1935 年,诺尔生成了固体表面的扫描图像,为扫描电子显微镜奠定了基础。光学显微镜的分辨率很快就被超越了。

鲁斯卡1937年加入西门子公司（Siemens）任研究工程师，并于1939年推出了第一台商用电子显微镜。他一直在西门子公司进行研发，直到1955年转任哈珀研究所电子显微镜研究所所长。电子显微镜发展至今，仍未尽善尽美。电子束的速度可以提升到更高，波长可以更小，电子显微镜的分辨率可达纳米（nm）级。有意思的是，在这个级别，波长已不再是影响电子显微镜分辨率极限的因素，电磁透镜的像差才是阻碍电子显微镜分辨率的重大问题。各种像差（如球差、色差、像散和畸变等），阻碍了电子显微镜分辨率的进一步提高。目前，人们不能像光学显微镜那样，造出完美的电磁透镜，只能通过像差矫正或计算机辅助的镜头设计来减小误差。

电子显微镜是20世纪最重要的发明之一。在材料科学领域，人们使用扫描电子显微镜结合光谱分析，检查各类材料的结构和成分；在环境科学领域，人们使用环境扫描电子显微镜研究液体样本；而在生物医学领域，像病毒及细胞内部结构这样微小的物体，终于在电子显微镜下现出了原形，为细胞生物学的发展奠定了深厚的基础。1986年，厄恩斯特·鲁斯卡终获诺贝尔物理学奖，以表彰他在电子光学领域作出的奠基性贡献。

通过把"光"换成电子束，电子显微镜突破了光学极限。但是，在细胞生物学领域，人们需要对细胞内单分子或分子间的相互作用进行观察。电子显微镜的拍摄需要经过复杂的标本处理过程，也无法观察活体细胞。若在光学极限下止步不前，则只能观察到线粒体的大致轮廓，任何更细微的结构均无法显像。有没有一种方法能够在光学显微镜层面打破这一显像极限呢？

罗马尼亚物理学家斯蒂芬·赫尔（Stefan Hell，1962— ）就是一个勇于挑战的研究者。1993年，他在芬兰图尔库大学做博士后期间，提出一个想法，若使用一种激光，仅激发一个点的荧光基团，并使用一个环状光源抑制点周围的荧光强度，相当于人为抑制了激发点周边的辐射荧光，即可大大地提高显微镜的精度。理论上，环状光中心强度为零，因此，环状光越强，则激发光激发的荧光分子所占的区域就越小，其横向分辨率就越高，其精度没有理论上限。这一发明就是当今大名鼎鼎的受激辐射损耗（stimulated emission depletion，STED）显微镜技术。1994年，赫尔在《光学快报》上发表了关于STED的理论文章。他没有停步，而是积极地将想法执行下去。到2000年，赫尔使用STED拍摄出了世界上第一张纳米分辨率荧光照片。他将文章分别投送《自然》（Nature）和《科学》（Science），均被拒稿。最终文章在《美国科学院院报》上发表，迄今已经被引用近2000次，成为超分辨率显微镜领域的奠基性著作。

在赫尔的工作之后，人们惊讶地发现，竟然还有不止一种方法突破衍射极限。美国贝尔实验室的埃里克·贝齐格（Eric Betzig，1960— ）在20世纪90年代也一直期待提高显微镜极限，但迟迟不能做出更好的工作。出于对学术研究的厌倦，他在1995年从贝尔实验室辞职，转行去机床工业界工作。但他并未放弃突破光学极限的梦想。在一个冬夜散步时，他想到，是否能用不同荧光分子来突破这个极限呢？只要同一颜色的分子之间距离没有小于光学衍射极限,就不会有显像障碍。最后将不同颜色的显像叠加,就能精确地区分信号了。1995 年,贝齐格在《光学通讯杂志》上发表了理论思路。但在当时,由于缺乏足够光学性质的荧光探针,他的想法尚不能实现。10 年后,他和他的朋友在家中的客厅里利用业余时间搭建了世界上第一台超高分辨率单分子定位显微镜,并带着这个重量级的工作重返学术界。他进一步认识到,不需要使用不同的荧光标记区分,只需要在不同时间发射荧光就能解决问题。使用低强度的光脉冲激发一定比例的荧光探针,由于比例足够小,所有分子的距离足够远,超过了光学衍射极限,可以精确进行分辨。待荧光猝灭后,再进行一轮激发和采集过程。重复多次后通过叠加,即可获得超高分辨率的光学显微照片。在 2006 年,《科学》杂志发表了关于这一技术的文章以及他拍摄的超高分辨率溶酶体的照片,迄今已被引用 8 000 余次,为单分子定位显微成像法奠定了基础性工作。由于他们构建超分辨荧光显微镜的突出贡献,斯蒂芬·赫尔、埃里克·贝齐格与威廉·埃斯科·莫尔纳尔(William Esco Moerner,1953—   )共同获得 2014 年的诺贝尔化学奖。

经过 20 年的发展,超分辨成像技术已成为探索细胞内部纳米级结构的主要手段。它的分辨率已达到几十纳米数量级,并且可以实现三维和多色成像。依赖于这些技术,细胞生物学家们在胞内分子尺度的蛋白分布及亚细胞尺度的细胞结构研究方面持续不断地获得重要的新发现。每当看到这些新发现的诞生,我们都能回想起显微镜学家们不断探索,突破极限的创新与勇气。

三、专业知识

(一) 显微镜的光学原理

被测物体经过物镜成放大的实像,再经目镜成放大的虚像,二次放大,便能看清楚微小的物体。

(二) 电子显微镜的原理

根据电子光学原理,用电子束和电子透镜代替光束和光学透镜,使物质的细微结构在非常高的放大倍数下成像。

(三) 超分辨率显微镜的原理

多种超分辨率技术可以超出衍射极限实现成像,包括抑制散射光、使用多次拍摄重建等方法。

四、融入思政的教育元素

(一) 善于动手和积极创造的精神

列文虎克从布商职业找到自己感兴趣的方向,并制作出最优秀的镜头。罗伯特·胡克改造复式显微镜,并绘制微观世界。厄恩斯特·鲁斯卡制造出电子显微镜原型机。

融入:通过讲述显微镜从水滴到玻璃球,从单个镜头到复合显微镜的伟大创造,组织学生进行课堂讨论。

(二)勇于挑战极限的精神

罗伯特·胡克挑战人们对微观世界的认知极限,厄恩斯特·鲁斯卡挑战分辨率极限,斯蒂芬·赫尔和埃里克·贝齐格在光学显微镜层面以多种方法挑战光学衍射极限。

融入:通过鼓励学生自己找寻显微镜的临床最新应用,引导学生思考挑战极限的科学精神,并进一步思考与临床相关的显微技术还有哪些需要改善的地方。

(杨云龙)

参考文献

[1] BRADBURY S. The evolution of the microscope[M]. London:Pergamon Press, 1965.

[2] KRISS T C. History of the operating microscope:from magnifying glass to microneurosurgery[J]. Neurosur,1998,42(4):899-907.

[3] TROUTMAN R C. The operating microscope:past, present and future[J]. Trans Ophthalmol Soc U K, 1967,87:205-218.

第二章　生命积木：细胞学说的建立

一、目标

（一）教学目标
了解细胞学说建立的历史过程以及细胞学说的发展。

（二）思政目标
了解马蒂亚斯·雅各布·施莱登、西奥多·施万等科学家对创立细胞学说的贡献，培养学生在学习中勤于总结、积极交流的精神；了解科学家首次将生命科学推进到细胞层面的重要意义。

二、案例

细胞，是生物体结构和功能的基本单位，是具有完整生命力生物的最小单位，因此也被称为生命的积木。细胞的生长增殖需要适宜的环境、各类生长因子及营养物质。而细胞学说作为一个理论的建立，也需要技术的进步，以及一代代怀有热忱的科学家们的工作。

18世纪前，罗伯特·胡克已经在1665年首先描述了细胞，但其观察到的仅为植物细胞壁，也没有证据表明他认为的这些结构代表了生命的基本单位。在植物中，马尔切洛·马尔皮吉（Marcello Malpighi，1628—1694年）和胡克的同事尼希米·格鲁（Nehemiah Grew，1641—1712年）确立了植物体内细胞结构的存在。而列文虎克也在1676年发表了他对单细胞生物的观察结果。当时的生物学家普遍认为生命是由某种基本单位组成的，但尚未有人将动物、植物中的细胞结构联系起来，也没有人提出细胞作为生命基本单位的理念。

18世纪的欧洲，自然哲学盛行，其重要内容之一即描述、解释组成自然界的多样结构，寻其本源。思想家们基于各自认知提出了不同的观点。约翰·沃尔夫冈·冯·歌德（Johann Wolfgang von Goethe，1749—1832年）认为叶子是各类植物的基本单位结构。德国博物学家洛伦茨·奥肯（Lorenz Oken，1779—1851年）在1805年的著作《世代》（*Die Zeugung*）中主张，一切有机体由小囊泡组成，通过各种组合形成特定的物种。

1824 年，法国人亨利·米尔恩·爱德华兹（Henri Milne Edwards，1800—1885 年）提出，动物组织的基本结构是一系列的"小球"，但他认为所有小球大小一致。这与真实情况并不相符，令他的设想备受质疑。在植物界，法国植物学家亨利·迪特罗谢（Henri Dutrochet，1776—1847 年）在论文中提出"细胞确实是生物体的基本构造"，并提出细胞不只是结构单位，还是具有生理学意义的单位。这些工作已经为现代细胞学说的建立打下了良好的基础。

1831 年，以布朗运动知名的苏格兰植物学家罗伯特·布朗（Robert Brown，1773—1858 年）第一次将细胞核命名为"nucleus"。在植物学领域，细胞学说的土壤已经足够肥沃，等待幼苗破土而出。

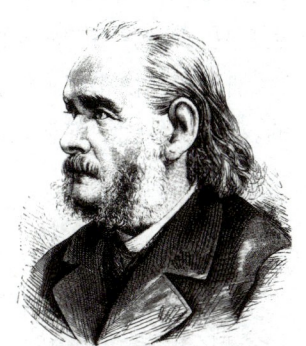

图 2-1　马蒂亚斯·雅各布·施莱登

马蒂亚斯·雅各布·施莱登（Matthias Jakob Schleiden，1804—1881 年）（图 2-1）于 1804 年出生于德国汉堡（Hamburg）的一个医生家庭里。他在大学期间主要研读法律，但因事业不顺，1833 年开始研究自然科学。1835 年，他进入柏林大学学习，恰好遇到逗留在德国的罗伯特·布朗。布朗鼓励施莱登研究植物的组织，并向他讲解了自己研究中的细胞核，从而使施莱登的科学目标锁定在了植物细胞学研究上。

在大量植物学前辈观察与思考的启迪下，施莱登于 1838 年发表了一篇题为《植物发生论》（On the Development of the Organization in Phaenogamous Plants）的论文，从布朗命名的细胞核谈起，指出细胞核在细胞形成过程中起到关键作用。细胞核一旦增大到最大尺寸，环绕它会形成一个透明囊泡，形成新细胞，并从母细胞中分离出去。他认为，植物由细胞和细胞产物构成。很明显，施莱登关于细胞形成的理论并不准确，但他关于细胞繁殖的假说则描画了细胞学说的基本雏形。施莱登把植物看成是有两个生命的个体，一个是细胞自己的生命，另一个属于无数细胞集合在一起形成的植物组织。布朗和施莱登的对话引发了施莱登的理论思考，但这还不是细胞学说真正形成的标志。现代细胞学说的建立有赖于另一场更为著名的对话。

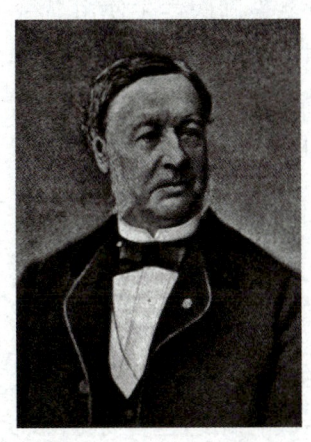

图 2-2　西奥多·施万

西奥多·施万（Theodor Schwann，1810—1882 年）（图 2-2）出生于德国的一个金匠家庭。16 岁进入科隆的耶稣教会学院学习神学。在学习中，他觉得自然界和人类的发展体现了逐步完善自身的过程。为论证这个规律，施万转而学习医学，并获得医学博士学位。施莱登与施万在柏林大学相遇，在一次二人聚餐中，施莱登向施万指出了细胞核在植物细胞发生中起到的关键作用。基于施万在脊索动物细胞中看到的相似结构,启发了施万去证明动物细胞中细胞核的存在。他首先选用的材料是动物的脊索细胞和软骨细胞,因为它们的结构与植物的细胞壁相似。他如愿地观察到了细胞核。此后,他又研究了许多其他种类的动物细胞。在当时的条件下,观察动物细胞远比观察植物细胞困难得多,但施万还是证明了在众多动物的组织细胞中都存在着细胞核。

1839 年,施万在《关于动植物的结构和生长一致性的显微研究》(*Mikroskopische Untersuchungen über die Uebereinstimmung in der Struktur und dem Wachsthum der Thiere und Pflanzen*)一书中,提出了他从动物科学角度得到的细胞学说——细胞是构成动物的基本单位。不同动物细胞的作用不同,但基本构成大体相同,且各类细胞的发生相似。动物和植物一样,也是由细胞组成的。植物细胞和动物细胞一样,都含有细胞膜、细胞内容物和细胞核。他明确宣告:"支配细胞的基本法则在植物和动物之间是相同的。"至此,现代细胞学说已宣告建立。

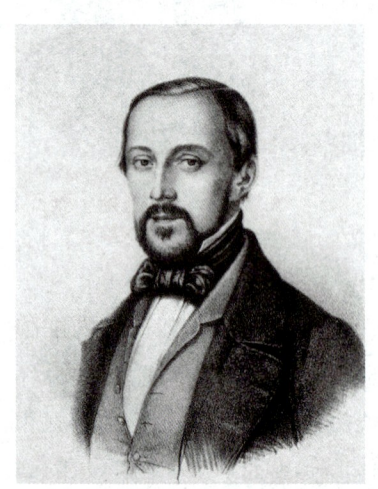

图 2-3　鲁道夫·魏尔啸

一个优秀理论的建立离不开人们像施莱登和施万这样总结前人工作并从中学习,也离不开后继者对它的不断完善。在施莱登与施万提出细胞学说之后,许多研究者也加入了这一队伍,其中较为知名的是鲁道夫·魏尔啸(Rudolf L. K. Virchow,1821—1902 年)(图 2-3)。魏尔啸出生于一个中产阶级医生家庭,早年在柏林的普鲁士战争学院(Preußische Kriegsakademie)学习医学。1856 年,他回到柏林,在柏林大学及一家医院担任病理解剖学教授。他是一位全才式的人物,是医生、人类学家、政治家以及社会改革家,也被认为是细胞病理学之父。魏尔啸和施万一样,重视和鼓励使用显微镜,并认识到细胞对病理学的重要性。他对德国医学教育的一个主要贡献是鼓励医学生使用显微镜,"以显微镜方式思维",从而带动了德国医学向细胞病理学方向发展。

作为一个病理学家,他意识到细胞理论可以为传统病理学研究带来新的思维方式。1855 年,魏尔啸提出"每个细胞都来自另一个细胞"(omnis cellula e cellula),魏尔啸在20 场系列讲座中发表了这一理论,并使得这一观点广为人知。这些讲稿后来成了他的著作《细胞病理学》(*Magnum opus Die Cellular Pathologie*)的雏形,并于 1858 年出版,立刻革新了生物学、医学领域的科学思想。

细胞学说推翻了生命自发起源于非生命物体的观点,论证了生物界在结构上的统一性,以及在演化上的共同起源。细胞学说持续地推动着生物学的发展。尽管与当今越来越精细的细胞生物学相比,细胞学说似乎过于简单,并且站在后人的角度,也容易觉得细胞学说所应当,但在明晰原初概念的时代,各类思考层出叠现之际,能够根据精准的观察结果,在前行者的数据里总结,在与同行者的对话中碰撞出新的思想,是难能可贵的。这些都是细胞理论发现史带给我们的宝贵财富。

三、专业知识

(1) 细胞是一个有机体,一切动植物都由细胞发育而来,并由细胞和细胞产物所构成。

(2) 细胞是一个相对独立的单位,既有它自己的生命,又对与其他细胞共同组成的整体的生命起作用。

(3) 新细胞从以前存在的活细胞中产生。

四、融入思政的教育元素

(一) 善于综合前人工作并从中学习

好的科学研究需要总结前人的工作并从中学习。施莱登在大量植物学家的观察与思考中得出了自己的观点。施万也是在前人基础上,将细胞学说拓展到动物。

融入:在学习细胞学说的过程中,了解相关科学家们的故事,以案例讲述等方式进行思政教学。

(二) 积极交流的开放精神

布朗和施莱登的积极交流碰撞开启了施莱登的重要工作。施莱登和施万积极交流对话启发了施万写下一生中最重要的著作。积极交流的开放精神是科学研究、教育和医学进步的重要基石。

融入:介绍这两场重要对话后,组织学生讨论还有哪些著名的对话在科学史上产生了深远的影响。

(杨云龙)

参考文献

[1] ALBERTS B. Molecular biology of the cell[M]. 4th ed. New York:Garland Science,2002.

[2] REECE A. Campbell biology[M]. 9th ed. Boston:Pearson Prentice Hall,2010.

[3] RICHMOND M. Thomas Henry Huxley's developmental view of the cell [J]. Nat Rev Mol Cel Biol, 2002,3(1):61-65.

一、目标

（一）教学目标
学习染色质的组成、结构特点及研究发展。

（二）思政目标
了解沃尔瑟·弗莱明等科学家对染色质发现以及对细胞生物学与遗传学的巨大贡献，鼓励学生学习大胆创新的科学态度及不畏冷门的挑战精神。

二、案例

19 世纪后半叶，随着对细胞生物学的理解不断加深，以及显微技术、生化技术的不断发展，科学家们开始研究细胞内的器官及其化学组成。1869 年，瑞士生化学家弗里德里克·安东·威廉·米克尔（Friedrich Anton Wilhelm Miquel，1811—1871 年）在图宾根大学工作时，致力于研究血液中的白细胞。他们选用的实验材料来自在图宾根医院用过的废弃绷带。这些废弃物虽不漂亮，但非常有效地提供了大量白细胞。米克尔开发了一种方法，能够从脓液的白细胞中分离细胞核。1869 年初，他在细胞核中找到了一种新物质，此物质具有极高的磷含量。为了纯化它，米克尔将猪的消化酶应用在细胞核内，去除了所有的蛋白。依照布朗对细胞核的命名，他将这种物质称为核素（nuclein）。如今我们知道，此物质被称为脱氧核糖核酸（deoxyribonucleic acid，DNA，简称核酸）。这是现代生物化学研究的一个里程碑。

虽然发现了核酸，但人们对它的了解还需一个世纪前赴后继的研究。紧接着米克尔作出重大贡献的科学家便是沃尔瑟·弗莱明（Walther Flemming，1843—1905 年）（图 3-1）。弗莱明出生于德国萨克森堡的医学家庭。受家庭影响，他在哥廷根大学学习医学，毕业后在罗斯托克诊所学习。

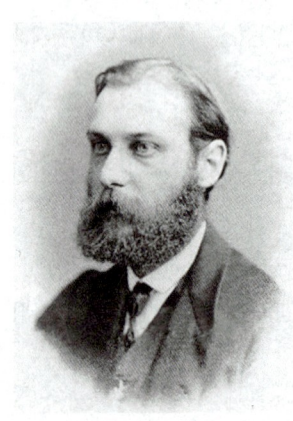

图 3-1　沃尔瑟·弗莱明

他的导师弗朗茨·艾哈德·舒尔兹(Franz Eilhard Schulze，1840—1921 年)教给他组织学及动物学实验技术，并对他进行了科学启蒙。

毕业后，弗莱明还短暂地度过了一段军旅生活。他于 1870—1871 年普法战争期间担任军医。1872 年，弗莱明受邀前往布拉格大学工作，在那里开始了学术生涯。1873年，刚来到布拉格大学的弗莱明开始研究组织学。这一年，他的同事施耐德观察到细胞分裂时，细胞核会转变为棒状结构(stöbchen)。在分裂的某一阶段，这些结构聚集在细胞的中心；在分裂的另一阶段，在拉长的细胞中可以看到两组棒状结构。弗莱明对这一报道十分好奇，这导致他的工作重心从组织学转向单细胞行为研究。

在 1874—1876 年间，弗莱明更加详细地描述了细胞分裂中细胞核的变化。他认为，在细胞分裂时，细胞核与细胞中的其他物质变成了线状，分成两个组后在子细胞中重新形成细胞核。由于染色技术条件所限，这个想法在当时难以证明。弗莱明和他的学生花了大量的时间设计染色与固定方案，这种方案需要在很好地显现细胞结构的同时，保存他在活细胞中所观察到的精细结构。最终，弗莱明选用了铬酸、冰醋酸和锇酸的混合物。这一染色方案很快地传遍了整个学校，同事们都称之为"弗莱明方法"。借助这一染色方案，弗莱明证实了他对于细胞分裂的猜想。他还发现，中等温度下加入极低浓度的醋酸，能够最好地分离出细胞核的精细结构。

当时欧洲的政治环境并不和平，民族主义在欧洲各地日益盛行。布拉格当地的捷克学生们要求建立捷克大学，学校对德国教授展现出敌对态度。弗莱明在 1876 年回到德国任教。在德国，他继续开发新方法，识别核中的不同纤维结构，并在 1878 年和 1879 年先后发表了两篇具有开创意义的文章。弗莱明将核中能被轻易染色的部分命名为染色质(chromatin)，将不能被染色的部分称为非染色质(achromatin)。他将他的发现整理为著作《细胞物质、细胞核和细胞分裂》(*Zellsubstanz，Kern und Zelltheilung*)。除了染色质，弗莱明还定义了细胞分裂(karyomitosis)这一名词。他的研究非常完备，基本描述了我们今天所知道的细胞分裂中细胞核的行为。他分别描述了染色质变成染色体以及染色体回归染色质的过程。通过这两个过程，细胞核最终分裂为两个子核。

在发现了染色质及细胞分裂的现象后，弗莱明还试图回到组织水平，以证明这一现象在组织器官间、生物个体间的普遍性。在 1882 年，弗莱明报道了生殖细胞分裂时出现的染色体配对现象。弗莱明研究之创新和深入程度在当时是不可想象的。

弗莱明的一生并不长，但当他去世时，所在的研究所已经成为世界组织学、细胞学、比较解剖学——尤其是细胞分裂方面研究的中心。弗莱明也许意识到他的发现会轰动世界，但他仍低估了自己的发现。弗莱明写道："……鉴于它对染料的亲和力，我称之为染色质。也许这就是所谓的核素……在我们理解它的化学性质之前，染色质这个词可以存在……"如今，人们虽然完全理解了 DNA 的化学性质，但仍保留了染色质这个词。因为人们发现，仅了解其分子结构尚不足以支持我们理解细胞中的遗传物质。染色质这个词如今代表了 DNA 及组蛋白、非组蛋白组成的复杂结构，这个复杂结构是当今细胞生物学研究的焦点。

20世纪上半叶,人们在遗传学领域取得了长足进步,但对染色质结构的认知却裹足不前。研究染色质的方法并没有超越19世纪晚期弗莱明的方法,即酶消化、溶剂提取和染色后光学显微检查。直到1974年,艾达·奥林斯(Ada Olins)和唐纳德·奥林斯(Donald Olins)夫妇在鸡红细胞核中发现了核小体,这一情况才发生改观。

1971年底,奥林斯夫妇前往英国伦敦国王学院,希望能与提出染色质超螺旋模型的科学家莫里斯·威尔金斯(Maurice Wilkins,1916—2004年)一起从事染色质相关研究。然而,此时威尔金斯不再对染色质模型感兴趣。奥林斯夫妇的研究止步不前。但他们没有放弃自己的工作去追求热点,而是耐心地研究冷门问题。同年,加里·费尔森菲尔德(Gary Felsenfeld,1929—　　)发表了他的新发现,他用葡萄球菌核酸酶作用于染色质,发现不同的区域对核酸酶的敏感程度不同,这说明染色质中存在着亚单位,这引起了奥林斯夫妇浓厚的兴趣。奥林斯夫妇这样描述他们的发现:"1972年冬天的一个晚上,我们用放大镜认真地观察鸡红细胞细胞核的电子显微镜照片,发现染色质像细线连接起来的念珠。随后的几个月里,我们一直尝试用大鼠的肝和牛胰腺染色质进行观察……我们把这种像念珠一样串联起来的小颗粒结构叫做'ν body',意思是,这些既是新发现的(new),又是包含核组蛋白(neucleohistone)的小物体。"DNA分子不可能产生这样的重复结构,导致这种现象的原因一定与核质中的组蛋白有关。基于每个ν小体的大小为7 nm,奥林斯夫妇推测,每个ν小体应该包括2套组蛋白和相对分子质量约为16万的DNA分子。这样,奥林斯夫妇在观察的基础上,提出了新的串珠状染色质模型。1973年1月,该成果发表在了《科学》(Science)杂志上。

核小体的发现彻底改变了人们对染色质的认知。人们不再认为DNA由组蛋白包裹,而是反过来盘绕在球状组蛋白的外部。核小体成为了染色质结构的组分,是染色质功能调节的基本单位。奥林斯夫妇认为,这些结合在核小体之间的DNA,就如同一座座桥梁,体现了染色质的奥秘(图3-2)。

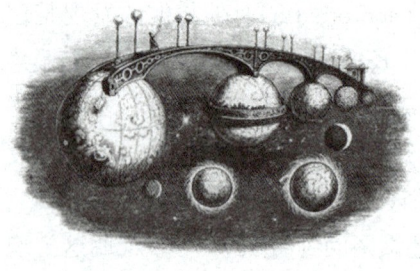

图3-2　对染色质的艺术比喻

这之后的50年,关于染色质的研究突飞猛进。对于染色质的高级结构的探求催生了基因组三维结构重建法。这一方法为研究染色质结构异常、表观基因组异常提供了方法,是近年来具有革命性的研究技术。而对于染色质开放区域的理解,则成为当今表观遗传学的核心问题。染色质的开放性反映了其转录活跃程度,其变化本身就提供了大量的基因表达调控信息。利用这些技术,科学家们以染色质为研究角度,在医学领域和细胞生物学领域不断地取得新的突破。弗莱明若看到当今对染色质的理解,定会惊叹于人们从染色质这一简单概念出发,挖掘出了遗传学无限的瑰宝。

三、专业知识

(一) 染色质的概念
染色质是在细胞核中的大分子复合物，由 DNA、组蛋白和非组蛋白构成。

(二) 染色质的主要功能
染色质的形成使 DNA 包装成更紧凑、更致密的形状，强化了 DNA 大分子的结构以防止 DNA 损伤，同时又允许有丝分裂的发生，还控制了基因表达和 DNA 复制。

(三) 细胞分裂的概念
细胞分裂是生物体生长和繁殖的基础，通常由一个母细胞产生两个或若干子细胞，是细胞周期的一部分。

四、融入思政的教育元素

(一) 大胆猜想的创新精神
弗莱明的工作正处于细胞生物学起步之时，学界对于细胞核的认知极少。弗莱明基于自己独创的技术，跳出学界的认知框架，大胆猜测染色质的结构和功能以及细胞分裂模式。

融入：了解弗莱明在细胞生物学领域的卓越成就及传奇经历，鼓励学生学习其创新态度。

(二) 不畏冷门的科学态度
在奥林斯夫妇所处的时代，虽然对核酸的研究突飞猛进，但人们对组蛋白的理解几乎停滞。他们没有追赶热点，而是耐心地研究冷门问题，最终为当今极为热门的染色质研究奠定了基础。

融入：介绍核小体的重要意义及其对当今研究的重要作用，引导学生对冷门问题进行思考和讨论。

（杨云龙）

参考文献

[1] OLINS D E. Chromatin history：our view from the bridge[J]. Nat Rev Mol Cel Biol，2003，10(4)：809-814.

[2] PAWELETZ N. Walther Flemming：pioneer of mitosis research[J]. Nat Rev Mol Cel Biol，2001，2(1)：72-75.

[3] TANMOY M. Characterization of the RNA content of chromatin[J]. Genome Res，2010，20(7)：899-907.

第 四 章　死神退却：巴斯德与微生物学的建立

一、目标

(一) 教学目标
学习微生物的概念，了解巴氏消毒法的创立。

(二) 思政目标
了解路易斯·巴斯德对微生物学及人类健康的巨大贡献，鼓励学生以他为榜样，学习他注重人类健康、不惧危险的精神。

二、案例

在多个领域作出杰出贡献的科学家被誉为百科全书式的学者。近代以前，有许多这样的著名学者，如古罗马的哲学家、文艺复兴时期的科学家等。这是因为在启蒙年代之前，科学家所需掌握的科学知识和训练并不繁重。但进入 19 世纪，自然科学历经长期发展，已进入专业细分，能在多个领域作出贡献的科学家屈指可数。但有一位法国科学家，以一己之力在多个领域作出了巨大的贡献，在立体化学、细菌学说、免疫接种学说、发酵工业和教育事业等领域都取得了不可磨灭的成绩。他的成就横跨化学、生物学和医学，纵贯学术界、医药界和工业界，是数个重要领域的奠基人。他就是法国科学家路易斯·巴斯德(Louis Pasteur，1822—1895 年)。

1822 年，巴斯德出生于法国多勒的一个农家。他天资聪颖，中学毕业后考入著名的巴黎高等师范学院。1847 年博士毕业后留在发现溴元素的科学家安东尼·热罗姆·巴拉尔(Antoine Jérôme Balard，1802—1876 年)的实验室做助手。巴斯德攻读博士学位时，同时研究两个重要方向：一方面研究偏振计在物理学中的使用，另一方面研究亚砷酸的化学性能。在工作中，他用偏振计研究晶体，利用光的偏向来确定晶体的分子结构。这个理念直接导致了化学史上重大里程碑的诞生——旋光异构体的发现。

当时的化学家发现酒桶底部的酒石酸结晶在偏光镜中具有旋光性，但用另一种方法制备的酒石酸却没有这种现象。两者化学性质完全一样，仅旋光性不同，这成了化学界的一个重大难题。巴斯德在观察这些晶体时发现，酒石酸结晶外形是不对称的。这两种酒石酸结晶的晶面相反，一个向左，一个向右。他挑出这些结晶制成溶液后，发现一种具有右旋光性，一种具有左旋光性。而混合这两种溶液后，旋光性消失了。1848年，巴斯德发表了著名的论文《论结晶形状、化学构成和旋光方向之间可能存在的关系》（Mémoire sur la relation qui peut exister entre la forme cristalline et la composition chimique，et sur la cause de la polarisation rotatoire），提出了著名的论断：这两种酒石酸分子的结构互为镜像。这个发现是立体化学的奠基性发现，开拓了化学结构的新领域，尤其是对于有机化学来说这个发现极为重要。它为未来生命科学、生物化学的进一步发展打下了理论基础。

　　难能可贵的是，巴斯德并未停留在自己已经如鱼得水的研究领域，而是着力于解决工业界、医学界的实际问题。1856年，巴斯德应当地酒厂邀请，协助解决甜菜制酒过程中发酸的问题。他反复试验后认为，是发酵过程中受到微生物的污染，产生了乳酸。当时，许多科学家仍认为发酵是简单的化学反应，并反对生物体可能参与其中的观点。

1858年，巴斯德正式出版了有关酒精发酵的著作，驳斥了流行一时的分解发酵理论。他提出，特定微生物污染葡萄酒后，将产生乳酸，使酒变质。1861年，巴斯德观察到当酵母暴露在空气中时，其每单位发酵的糖分较少，从而得到了氧气对发酵存在抑制作用的结论。这一发现被后人称为巴斯德效应。为预防葡萄酒变质，巴斯德通过反复试验，找到了一种精确的加热法：在隔绝空气的条件下，让葡萄酒在60～100℃的温度被加热片刻，然后迅速冷却，这便是令我们获益至今的巴氏灭菌法（图4-1）。巴斯德从制酒厂得到的这些实验结果，终于带领人类走入了新的研究领域——微生物学。

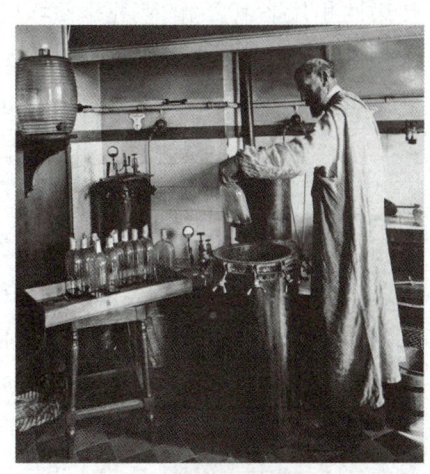

图4-1　实验中的巴斯德

　　通过对葡萄酒发酵过程的研究，巴斯德认识到微生物对生命活动的重要性。他进一步通过实验证明了动植物的腐烂必须经过微生物的作用。微生物的分解作用是大自然生命循环中必不可少的一个环节。这一发现改写了人类对于生命的看法。当时流行的自然发生说认为，空气或液体中的生物体是自发产生的。巴斯德虽然很早就有一些证据反对这种观点，但他于19世纪下半叶设计的一系列实验才真正系统地驳倒了自然发生说。实验中他使用了鹅颈瓶，空气通过一根长弯曲管进入烧瓶，减慢了空气及其中微粒的运动。巴斯德将烧瓶中的肉汤煮沸，静置后，没有微生物出现。若打开烧瓶，则会出现微生物。当烧瓶倾斜，瓶内煮沸过的液体接触被污染的曲管壁时，液体也会受到污染。同时，巴斯德还观察到，处理后能生成微生物的概率在高海拔地区降低，提示高海拔地区的空气中可能含有较少的微生物。这些实验证实,肉汤中生长的微生物来自于外部,而非液体自发产生。巴斯德于1881年在法国科学院就此发表了系列报告,提出了细菌理论。这使他揭开了生命起源的面纱一角,而且使当时的细菌学这一新学科得到发展。

1873年初,巴斯德加入医学科学院。借助他微生物学的宝贵经验,巴斯德开始着手解决医学问题。他首先研究了炭疽病。利用鸡作为研究对象,巴斯德取得炭疽杆菌的标本,在实验室的鸡肉培养基中观察、繁殖,再将培养出来的细菌注射到动物身上。他发现,在一定条件下生长的炭疽杆菌不但不再致病,还可增强免疫力。于是,他把病原菌加热到42 ℃,降低毒性。给羊接种后,羊便不会感染炭疽热。1883年8月,巴斯德发表了减毒疫苗制备全流程。利用减毒的微生物刺激动物天然抵抗力,成为增强抵抗力的有效工具。这标志着又一门崭新学科——免疫学的冉冉升起。巴斯德作为第一个提出科学规范的疫苗生产流程的科学家,是免疫学的奠基性人物。

真正的科学家是为了解决全人类难题而不断奋斗的。此时的巴斯德已经年逾60岁,但他从不懈怠,又在医学领域迎来了重大发现——发明狂犬病疫苗。狂犬病极强的传染性和几乎100%的致死率使该研究充满风险。巴斯德和他的助手们在做研究时,已经将生死置之度外。巴斯德在研究疫苗时发现,狂犬病与之前的研究不同:在显微镜下看不见这种致病微生物。限于当时的技术水平,巴斯德无法找到这种微生物,但他对该病毒的存在深信不疑。直到电子显微镜的诞生,人们才第一次见证了这种病毒微粒。为

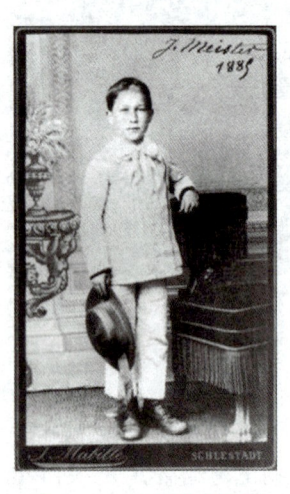

了研究传染路径复杂、潜伏期长的狂犬病,巴斯德创造了有效的动物模型。他通过在兔子颅骨开孔,在兔子的硬脑膜上不断地注入病毒制剂。经反复试验,可使接种到发病的潜伏期缩短到7天。他利用这种方法制造了稳定的病毒株,便于研究的开展。这些方法一直沿用到当今的狂犬病病毒研究。随后,巴斯德又探索了减毒株的制造方案,最终在兔子中获得了减毒病毒株。巴斯德曾经要将该疫苗打在自己身上做试验,但一个危急的病例找到了他。在1885年,一名被疯狗咬伤的小男孩被送到巴斯德实验室,只有注射疫苗才可能挽救他的生命。巴斯德循序渐进地在小男孩(图4-2)身上接种了14次毒性从弱到强的疫苗,最终小男孩康复了。这是狂犬病疫苗第一次在人体上实验成功,之后又有数千名患者被治愈。这名小男孩感激巴斯德的救命之恩,成年后,他担任了法国巴斯德研究所的守门人。

图4-2 被救的小男孩

这件事情经传播后,大量的狂犬病患者涌来。为此,巴斯德捐出自己毕生积蓄,配合募集的资金,建立了狂犬病防治中心,即今天巴斯德研究所的雏形。这是巴斯德在暮年又一次投身一个新的领域——教育事业,而他又以教育家的形象被人们铭记。在巴斯德研究所建成的1888年,他已中风瘫痪。但在他的感召下,研究所很快汇集了全世界的优秀学者,作出了无与伦比的卓越贡献。作为一个非营利的私营机构,巴斯德研究所开设

了世界上第一门微生物课程,研究所发现了鼠疫杆菌,阐明了抗体和补体系统,研制了抗结核病的卡介苗和黄热病疫苗,发现抗感染的磺胺类药物,发现抗组胺药物,研制脊髓灰质炎疫苗,分离出第一个神经递质受体,发现艾滋病病毒,建立幽门螺杆菌快速诊断方法等,并培养了 10 位诺贝尔奖获得者。如今,巴斯德研究所在全世界开枝散叶,巴斯德网络已包含跨五大洲 26 个国家和地区,其中包括 2004 年建立的中国科学院上海巴斯德研究所。巴斯德研究所的核心使命是研究、教育和公共健康。在 19 世纪以前的欧洲,人均寿命仅 30 余岁。而从 19 世纪末到 20 世纪,一个个曾经令人闻之色变的恶性传染病被征服,人均寿命迅速增长到 70 岁以上。可以说,在巴斯德的带领下,人们驱退了死神,进入了一个崭新的时代。

三、专业知识

(一) 巴氏消毒法

细菌的生长需要营养、温度适合的条件,巴氏消毒法通过短暂加热,可杀死包括细菌、真菌在内的繁殖体,不仅可以用于新鲜牛奶或人乳、婴儿合成食物的消毒,还可用于血清及疫苗的制备。

(二) 疫苗的概念

疫苗是指用各类病原微生物及其产物制作的,经过人工减毒、灭活或利用转基因等方法制成的用于预防传染病的免疫制剂。常用的活疫苗有卡介苗、脊髓灰质炎疫苗、麻疹疫苗和鼠疫菌苗等。常用的死疫苗有百日咳菌苗、伤寒菌苗、流脑菌苗和霍乱菌苗等。

四、融入思政的教育元素

(一) 敢于挑战的精神

巴斯德面对流行一时的自然发生学说,致力于给出有信服力的实验证明,最终做出了突破性的工作。

融入:了解自然发生学说与生物发生学说的论战,通过讲述故事等方式,突出科学家敢于挑战的精神。

(二) 持之以恒地学习

巴斯德跨越多个领域,持之以恒地学习,最终在多个领域取得了卓越成绩。巴斯德广博的科学素养并非与生俱来,而是在不同领域的磨炼实践中得到。

融入:介绍巴斯德跨领域学习的勇气和探索精神,引导学生有意识地培养广博的科学素养。

(三) 勇于担当、致力于将理论与生产实践相结合的科学态度

巴斯德致力于解决工业、农业、医学和教育面临的实际重大问题,积极投身于富有历

史意义的工作中，并设法惠及大众。

　　融入：介绍巴斯德对人民的热爱和解决重大民生问题的专注态度，引导学生对科研道路的意义进行思考和讨论。

（杨云龙）

参考文献

[1] BARNETT J A. Yeast research：a historical overview[M]. Washington D C：ASM Press，2011.

[2] BOWDEN M E. Pharmaceutical achievers：the human face of pharmaceutical research[M]. Philadelphia：Chemical Heritage Press，2003.

[3] PORTER J R. Louis Pasteur achievements and disappointments[J]. Bacteriol Rev，1961，25(4)：389-403.

第 五 章　洞察入微：维生素 C 的发现与应用

一、目标

（一）教学目标

了解坏血病的发病机制以及临床表现等，学习生物必需的有机化合物对细胞的作用、研究发展历程及相关应用。

（二）思政元素

了解詹姆斯·林德、艾伯特·森特·哲尔吉等科学家发现维生素 C 的故事，鼓励学生在学习和生活中科学认识世界；了解中国科学家突破技术困难，合成维生素 C 的案例，增强文化自信。

二、案例

在人类认识生命活动的进程中，人们很早就认识到碳水化合物、脂肪、蛋白质等营养物质的重要性。但有一类有机化合物，在天然食物中仅占极少比例，但又为人体所必需。其中一些可由细胞经过特殊合成路径自身合成，但合成量不能满足较大的需求量；另一些可由与人共生的细菌合成；还有一些完全需要从食物中获得。这一类维持身体健康和细胞正常生理功能的外源有机化合物毫无疑问是非常重要的，它们可以调节人体的新陈代谢，其中很多是辅基或辅酶的组成部分。由于其含量极微小，其发现过程也充满曲折。

这类重要的有机化合物便是维生素。目前，已鉴定出的维生素有几十种，其中人体必需的有十几种，绝大多数都在 19 世纪末到 20 世纪初被鉴定出来了。但最早的则是 1747 年由詹姆斯·林德（James Lind，1716—1794 年）发现，早于其他各类维生素的鉴定近 200 年。究其原因，除了运气、时局之外，深刻的洞察力也是他成功的巨大因素。

从 15 世纪开始，欧洲进入了地理大发现时代。大量的船队出现在世界各地的海洋上，一边进行地理发现，一边开辟新的贸易路线。在这个年代，最有勇气的人们登上并不坚固的木质船只，忍受着食物短缺、恶劣的卫生条件，打破了各个大洲之间的孤立状态。水手们在追求财富的同时，为自然科学带来了持续而稳定的进步。地理学、天文学、船舶工业及生物学都迈入了巨大发展时期。然而,一个疾病的幽灵却总是伴随着船员们,令他们谈之色变。许多航海记录中清晰地描述了它的临床表现:患者出现乏力、全身疼痛、皮肤破损并伴大小不等的淤斑、牙龈出血、腿部水肿和情绪淡漠等症状,未经治疗的患者可能会死亡。随着远洋航行活动的日益频繁,这一疾病愈发常见,让航海者们付出了惨重的生命代价。人们认为这些水手的血液"坏"了,故称其为坏血病。

奇怪的是,似乎航海里程越长,坏血病越容易出现。在葡萄牙航海家首次发现非洲南端的好望角后,一条新的航线连接了欧洲、非洲,并经印度洋来到亚洲。1498年,著名航海家瓦斯科·达·伽马(Vasco da Gama,1460—1524年)借由一位熟悉西印度洋季风规律的回教徒领航员之助,绕过好望角到达印度,为海上丝绸之路奠基。但是伴随着这一伟大成就而来的是,随他出发的船员有超过一半人死于坏血病。同时代其他航海家,如巴尔托洛梅乌·迪亚士(Bartolomeu Dias,1450—1500年)、费迪南德·麦哲伦(Ferdinand Magellan,1480—1521年)等的船队也曾因坏血病而损失了大量人手。在英国,人们对坏血病的恐惧使船员招募陷入困境,阻碍了航海事业的发展。惨重的损失让研究坏血病的治疗方案成为当务之急。

很多时候,生活中的发现为后续的科学进展打开了窗口。在数百年的航海史中,一些海员偶然发现可以通过食用水果、蔬菜来治疗和预防坏血病。在17世纪的一份航海日记中,人们记载了临时靠岸的船员在埋葬坏血病死者时,偶然吃了当地的水果,在把水果带回船上分享给幸存的患者后,患者的症状减轻甚至消失了。但因为缺乏可靠的理论依据,这个案例混杂在其他方案中并不起眼。

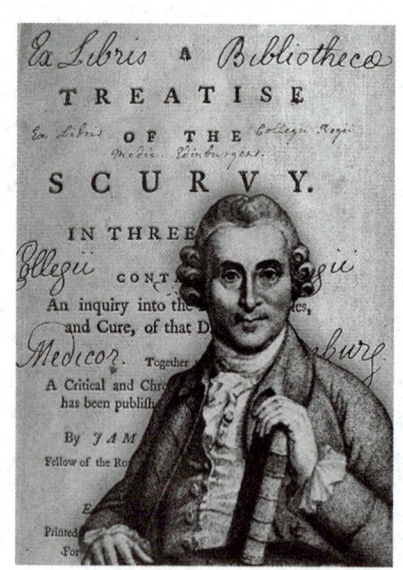

图 5-1　詹姆斯·林德和他的著作
《论坏血病》

1747年,英国海军医生詹姆斯·林德(图 5-1)为了研究坏血病,总结了当时流行的各类疗法,并进行了著名的对照试验。他将 12 名患有坏血病的水手分成 6 组,所有实验对象的基本饮食相同,各组分别按当时流行的不同疗法进行治疗,分别是:①饮用轻微发酵的苹果汁;②饮用稀释到很低浓度的硫酸;③饮用醋;④饮用海水;⑤吃 2 个橙子和 1 个柠檬;⑥服用由大蒜、芥末和树脂等制成的草药。治疗效果的区别极为显著:食用橙子、柠檬的病人仅治疗了 6 天就已完全康复。而其他组的病人即便再进行了 1 周的治疗,也依旧没有恢复健康。科学的理论需要科学的实验方法。林德将试验记录在《论坏血病》(A Treatise of the Scurvy)一书中,这是人类历史上第一次尝试用系统方法检验药物的疗效,开创了对照试验的先河。因此,试验开始的 5 月 20 日后来被定为国际临床试验日。

虽然林德发现了坏血病的有效疗法，但那时尚不知道柠檬中有什么物质可对抗坏血病。后世的诸多科学家推进了他的发现。1907年，挪威内科医生阿克塞尔·霍尔斯特（Axel Holst）等在研究船员的脚气病时，发现了一个研究坏血病极佳的动物模型——豚鼠。他们发现，在只给豚鼠喂养面粉时，豚鼠并不像小鼠或大鼠那样患上脚气病，而是患坏血病。该模型有助于确定抗坏血病因素。1912年，美国人卡西米尔·冯克（Kazimierz Funk，1884—1967年）提出了维生素理论：食物中有4种物质可以分别防治夜盲症、脚气病、坏血病和佝偻病，分别被称为维生素A、维生素B、维生素C和维生素D。维生素理论让人们知道某些疾病的产生是由于身体缺少了某些必需成分。坏血病既不是瘟疫，也不是传染病，而是因为体内缺少维生素C。但人们真正找到维生素C是近200年后的1928年，由匈牙利科学家艾伯特·森特·哲尔吉（Albert Szent Györgyi，1893—1986年）实现（图5-2）。

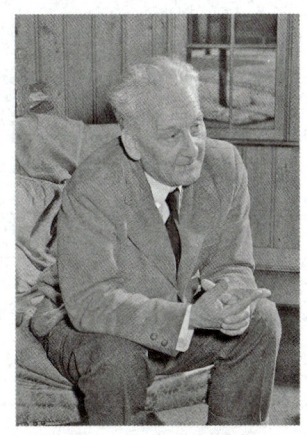

图5-2 艾伯特·森特·哲尔吉

哲尔吉出生于匈牙利的一个科学世家，1911年，他在布达佩斯学习医学。但这段大学生涯被第一次世界大战（简称一战）阻断，他入伍成为了一名军医。战争结束后，他完成了医学学位，并在欧洲多地从事生化和药理学研究。他在研究细胞呼吸和能量时发现，植物枯萎后变成褐色，是由于其细胞受损，无法提供足够的氢来防止氧化。而在柑橘和动物肾上腺中，有些还原性的物质能阻止暴露在空气中的果肉变色。他辗转前往英国，并分离出这种物质，根据其含有6个碳原子和酸性特征，将其命名为"己糖醛酸"，并于1928年发表了文章，这就是后来为人们熟知的维生素C。

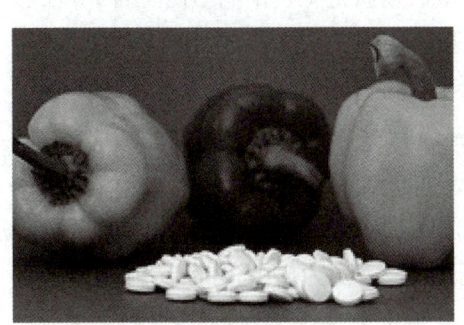

图5-3 辣椒与维生素C片剂

1931年，哲尔吉返回匈牙利，在塞格德大学任药物化学教授。他从当地盛产的辣椒中找到了大量"己糖醛酸"，解决了难以提取的问题（图5-3）。1932年，匹兹堡大学的查尔斯·金（Charles King，1896—1988年）在制备坏血病动物模型时，其实验室成员利用患坏血病的豚鼠进行了动物实验，证明哲尔吉提取的"己糖醛酸"能够治疗坏血病。查尔斯·金进一步证实"己糖醛酸"与从动物中提取的维生素C是相同的物质。哲尔吉随后将维生素C交给了曾合作过的英国科学家诺曼·哈沃斯（Norman Haworth，1883—1950年），后者最终确定了正确的维生素C分子结构，并和哲尔吉一起将维生素C命名为"抗坏血酸"。

因为发现了维生素C和对生物氧化研究的杰出贡献，哲尔吉和哈沃斯于1937年分别获得诺贝尔医学奖和化学奖。在 20 世纪后期,生物化学的研究方法让人们认识到维生素 C 的重要作用,并解释其缺乏导致的症状。1962 年,使用放射性核素的标记方法,美国塔夫茨大学医学院的纳维·斯通(Neville Stone)和埃尔顿·梅斯特(Alton Meister,1922—1995 年)发现维生素 C 被脯氨酰羟化酶作为共底物。这种酶可以催化脯氨酸为羟脯氨酸,而这种羟脯氨酸对胶原蛋白的正确折叠至关重要。因此,缺乏维生素 C 会导致血管和骨骼中形成无功能的胶原蛋白。这是大多数缺乏维生素 C 的病人有严重的骨骼和血管相关症状的原因。

之后,由于对其大量的需求,维生素 C 进入了大规模工业生产。1933 年,瑞士化学家塔德乌什·莱克斯坦(Tadeusz Reichstein,1897—1996 年)发明了维生素 C 的工业合成方法。他利用微生物发酵,将葡萄糖经多步化学反应后生成维生素 C。1935 年,瑞士罗氏公司获得该方法的知识产权并对其进行改进,成为随后几十年的主要方法。但该法工序繁杂,要耗费大量易燃、有毒的化学品。到 1980 年,中国科学院北京微生物研究所的尹光琳研究员发明了维生素 C 二步发酵新工艺,大大简化了步骤,避免了大多数有毒化学制剂的使用,转化效率高,节约了生产成本。1985 年,这项专利的国际使用权以 550 万美元的价格出售给了罗氏公司,创造了当时中国对外技术转让项目的纪录。但罗氏保护性买断专利,主要是为了防止其他制药公司的竞争,并未使用。所幸这项专利在中国国内使用权没有出售。到了 20 世纪初,我国多家药厂生产维生素 C,逐渐成为领导者。2017 年,我国生产了世界上 95% 的维生素 C,这也是我国最主要的出口原料药。这种价廉有效的原料药在林德发现的数百年后,仍然不断地为人们造福。

三、专业知识

维生素 C 与胶原蛋白结构的关系密切。胶原蛋白多肽链在糙面内质网上合成,在形成三股螺旋前需要对肽链中的脯氨酸及赖氨酸残基进行羟基化修饰,羟基化有利于链间氢键的形成,对于维系和稳定其所特有的三股螺旋二级结构十分重要。脯氨酸残基的羟化反应是在与膜结合的脯氨酰-4 羟化酶及脯氨酰-3 羟化酶的催化下进行的,维生素 C 是这两种酶所必需的辅助因子。当人体内维生素 C 缺乏时,由于肽链中氨基酸残基羟化不足,不能形成稳定的三股螺旋结构,容易在细胞内发生降解。另外,由于原先存在于基质及血管中的正常胶原逐渐丧失,导致组织中胶原缺乏,表现为皮下、牙龈易出血及牙齿松动等坏血病症状。

四、融入思政的教育元素

(一) 用科学方法去认识世界

林德开创了对照试验以明确药物疗效,是用科学方法去认识世界的重要里程碑。

融入：在学习胶原蛋白的结构特点、功能及相关疾病(坏血病)的研究发展过程中，以故事讲述等形式提示认识世界的科学方法和素养。

(二) 中国科学家在工业合成维生素 C 中的贡献

中国科学家突破技术壁垒，用二步发酵新工艺，直接促使我国成为维生素 C 生产大国，普惠世界。

融入：介绍中国科学家在困难时代中突破技术壁垒的故事，组织学生讨论生物学界还有哪些中国科学家作出了杰出的贡献。

（郭　锋）

参考文献

［1］户延峰,勾丽莉,闫世良. 维生素 C 的生产工艺发展［J］. 低碳世界，2018，（5）：369-370.

［2］刘斌,杨全月,田笑丛,等. 维生素 C 的历史——从征服"海上凶神"到诺贝尔奖［J］. 大学化学，2019，34(8)：96-101.

［3］CARPENTER K J. The discovery of vitamin C［J］. Ann Nutr Metab，2012，61(3)：259-64.

［4］GRZYBOWSKI A. Albert Szent-Györgyi（1893-1986）：the scientist who discovered vitamin C［J］. Clin Dermatol，2013，31(3)：327-331.

第二篇

细胞生物学的里程碑事件

第 六 章　集流成海：线粒体的研究进程

一、目标

（一）教学目标
学习线粒体的结构特点和功能特点。

（二）思政目标
了解科学界不断发现和研究线粒体的过程，鼓励学生持之以恒，对科学抱有热忱。

二、案例

直到今天，科学家们还将线粒体称为神奇的细胞器。细胞中一个已经发现了 150 余年的小结构，是如何持续不断地引起科学家兴趣的？这个小结构具有漫长而奇妙的进化历程。功能上，人们最初认为其是细胞的发电站。如今，科学家发现其涉及各类细胞功能和病理学状态，包括细胞信号、新陈代谢、细胞死亡、衰老和癌症等。线粒体如此多样的功能，很大一部分归因于其与细胞其他部分不同的生化特征。而发现线粒体的过程，也不能简单地归因于某一高光时刻，而是一代代科学家不断发现、不断更新认知的150 年。

1857 年，瑞士组胚学家艾伯特·冯·科立克（Albert von Kolliker，1817—1905 年）从昆虫肌肉细胞中分离出了一种颗粒状结构，在显微镜下观察后发现，这些颗粒状结构在水中会膨胀，这让他意识到这可能是具有膜性结构的细胞器。几乎同时，德国病理学家理查德·阿尔特曼（Richard Altmann，1852—1900 年）发现，他开发的一种细胞染色技术能使几乎所有类型细胞呈现一系列的"颗粒"结构，阿尔特曼将这些颗粒命名为"生物质"（bioplast）。在 19 世纪后半叶，多位细胞学家曾发现过类似结构，由于观察条件不同，他们给这种结构起过 19 个不同的名称：blepharoblasts, chondriokonts, chondriomites, chondrioplasts, chondriosomes, chondriospheres, fila, fuchsinophilic granules, korner, fadenkorper, mitogel, parabasal bodies, plasmasomes, plastochondria, plastosomes, vermicules, sarcosomes, interstitiall bodies, bioblasts.

由于这种结构大多呈线状或颗粒状，1898 年卡尔·本达（Carle Benda）统一了称谓：mitochondrion（希腊词根，mito 线，chondrion 颗粒），即我们现在熟知的线粒体。

进入 20 世纪，线粒体的功能不断被发现。1912 年，德国生化学家奥托·海因里希·沃伯格（Otto Heinrich Warburg，1883—1970 年）提出，细胞内的一些酶促进耗氧呼吸，而氰化物可以在细胞水平抑制呼吸作用。1923 年，戴维·凯林（David Keilin，1887—1963 年）观察到呼吸作用改变了一种细胞色素的氧化态。凯林后来发现细胞色素存在于线粒体内膜。20 世纪 30 年代，赫尔曼·卡尔卡（Herman Kalckar，1908—1991 年）等证明了腺苷三磷酸（adenosine triphosphate，ATP）是生物氧化的结果。科学家们逐步发现，线粒体在细胞呼吸中发挥重要作用，其后涌现了大量关于线粒体在能量代谢方面的重要研究成果，包括关键能量代谢分子的鉴定、三羧酸循环的提出等。线粒体作为细胞能量代谢主要场所的观点成为学界共识。

揭示线粒体形态的大部分研究在洛克菲勒医学研究所完成，这里是 20 世纪上半叶全球线粒体研究的圣殿。其中艾伯特·克劳德（Albert Claude，1899—1983 年）的差速离心技术与电子显微镜技术发挥了举足轻重的作用。差速离心后，不同大小的细胞器分配到不同的离心层，在大颗粒层几乎都是线粒体。乔治·帕拉德（George Palade，1912—2008 年）进一步发展了差速离心法，在细胞匀浆中加入一定浓度的蔗糖，增强了线粒体在分离过程中的稳定性，协助分离出完整的线粒体。帕拉德进一步探索了线粒体的亚结构，发现颗粒状的线粒体在电子显微镜下展现出双层膜及复杂的内膜超微结构。内膜被帕拉德称为嵴，它高度折叠，像高低起伏的山脊；外膜在线粒体最外层，直接与细胞质接触。线粒体于是被分为两个区域：内外膜之间的膜间隙和内膜内的线粒体基质（图 6-1）。

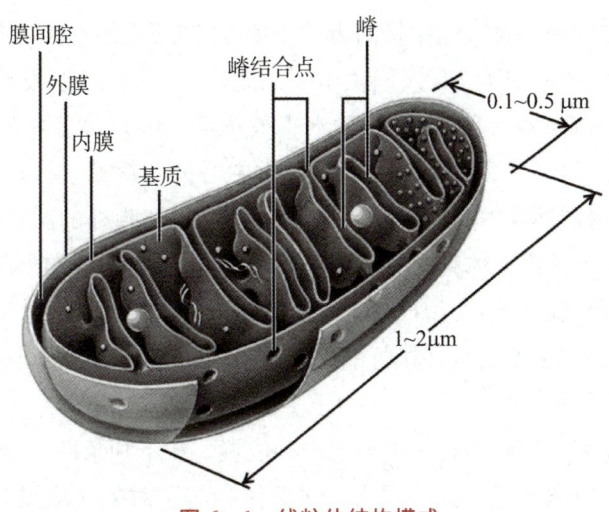

图 6-1　线粒体结构模式

　　线粒体形态的发现为其功能研究奠定了基础。线粒体相关催化酶不仅能以可溶形式存在于线粒体内部，还能以不溶形式存在于线粒体膜上。参与脂肪酸氧化和三羧酸循环的酶位于基质。参与电子传递链和氧化磷酸化的酶位于内膜。20 世纪 60 年代的一系列研究工作确立了内膜电子传递链的组分和传递流程。尤瑟夫·哈菲（Youssef Hatefi，1929—2021 年）鉴定了线粒体内膜上的 5 个呼吸链复合体：复合体Ⅰ～Ⅳ及 ATP 合成酶，其中最具里程碑意义的是 ATP 合成酶。约翰·沃克（John Walker，1941—　）对 ATP 合成酶的三维晶体结构的解析和保罗·波耶尔（Paul Boyer，1918—2018 年）对 ATP 合成酶反应机制的假说让两人荣获 1997 年诺贝尔化学奖。近年来，随着高分辨率冷冻电子显微镜技术的兴起，结构生物学飞速发展，许多呼吸链复合体的高分辨率三维结构被解析出来。例如，2016 年清华大学杨茂君解析了呼吸链超级复合物的三维结构，深化了对线粒体呼吸链结构功能的认识。

　　作为最特殊的细胞器，线粒体具有自己的 DNA。这是一个双链环形的特殊基因组。1963 年，瑞典斯德哥尔摩大学的玛吉特·纳斯（Margit Nass）和塞尔万·纳斯（Sylvan Nass）用电子显微镜观察鸡胚中的 DNA，发现了线粒体内具有可被 DNA 酶降解的纤维，第一次提出线粒体 DNA 的证据。美国进化生物学家林恩·马古利斯（Lynn Margulis，1938—2011 年）在 1967 年的著名论文《论有丝分裂细胞的起源》（On the Origin of Mitosing Cells）中，正式提出了线粒体的内共生理论。1981 年，两获诺贝尔奖的弗雷德里克·桑格（Fredrick Sanger，1918—2013 年）报告了人类线粒体 DNA（mtDNA）基因组的完整序列。mtDNA 的转录是在核和线粒体基因组的共同控制下进行的，一旦出现问题可能导致严重的疾病。1988 年，英国伦敦神经病学研究所的伊恩·霍尔特（Ian Holt）第一次报道线粒体肌肉疾病（myopathies）患者中有大规模的 mtDNA 碱基对缺失，之后又发现了数百种线粒体疾病。

　　线粒体不仅在细胞能量代谢中扮演重要角色，还在细胞的其他生命活动中发挥举足轻重的作用。20 世纪 90 年代初，人们认识到细胞凋亡的重要性，发现凋亡在无核细胞中经常发生，这意味着凋亡可以在细胞质水平被调节。线粒体膜中发现新的蛋白质家族——Bcl‐2 蛋白，开启了线粒体作为细胞凋亡中心的新篇章。在接下来几十年里，线粒体作为细胞凋亡控制器的角色日渐清晰：受细胞内或细胞外的凋亡信号刺激后，凋亡因子例如细胞色素 c 从线粒体膜间隙通过 Bcl‐2 蛋白家族形成的外膜孔道释放到细胞质，并招募蛋白水解酶胱天蛋白酶（caspase）9，形成凋亡复合体，启动下游胱天蛋白酶的级联反应，分解细胞内主要结构并执行细胞凋亡。在这部分工作中，华人科学家王晓东、杨杰等作出了巨大贡献。

　　线粒体在其他多种细胞活动中也处于中心位置。在不利条件下，细胞通过一系列机制重建稳态并修复应激引起的分子损伤。线粒体参与了对氧化应激等压力的反应。通过抗氧化系统的上调或分子伴侣的上调，抵消活性氧诱导的蛋白质错误折叠。在细胞自噬中，线粒体通过提供膜结构及活性氧，协助自噬的发生。线粒体还能够通过质子渗漏呼吸产热,其机制在1984年被汤姆·尼科尔斯(Tom Nicholls)阐明。线粒体已经从一个与原始细胞共生的远古细菌变为人体代谢、应激和细胞死亡的重要调节器,能影响各类生理病理学状态。直到今天,我们对线粒体的认识还在不断翻新中。

纵观线粒体的发现和研究历程,涵盖了生命科学领域的多个分支,包括细胞生物学、遗传学、生物化学及生物物理学等。不同分支学科的交叉揭示了线粒体在细胞生命活动各方面的重要作用。线粒体有19个名字,而在研究线粒体进程中作出重要贡献的科学家远超这个数。认识这个胞内的小结构,凝聚了成千上万人的集体智慧,是人类不断认识自然的一个典型案例。

三、专业知识

线粒体的结构与功能:线粒体是细胞进行生物氧化和能量转换的主要场所,是由双层单位膜套叠而成的封闭性膜囊结构。外膜上镶嵌的蛋白质包括多种转运蛋白,它们形成较大的水相通道跨越脂质双层,使外膜出现直径2~3 nm的小孔,允许通过相对分子质量在10 000以下的物质,包括一些小分子多肽。内膜的内表面附着许多颗粒,包括ATP合成酶。内膜与外膜之间的空间称为膜间腔。线粒体中催化三羧酸循环、脂肪酸氧化、氨基酸分解和蛋白质合成等有关的酶都在基质中,参与物质的代谢。此外,还含有线粒体独特的双链环状DNA、核糖体,这些构成了线粒体相对独立的遗传信息复制、转录和翻译系统。

四、融入思政的教育元素

对线粒体的理解来自于一代代科学家的集体努力,很难说某一个人在其中发挥了极大的作用。依靠科学共同体,凝聚集体智慧是理解自然的基石。

融入:通过讲述线粒体的复杂功能和发现过程,引导学生思考集体智慧在科学研究中的重要性。

(朱 顺)

参考文献

[1] LEHNINGER A. The mitochondrion:molecular basis of structure and function [M]. New York:W. A. Benjamin,1965.

[2] MILANE L. Mitochondrial biology, targets, and drug delivery[J]. J Contr Rele,2015,207:40-58.

[3] NUNNARI J A. Mitochondria:in sickness and in health[J]. Cell,2012,148(6):

1145-59.

［4］ SPINELLI J B. The multifaceted contributions of mitochondria to cellular metabolism[J]. Nat Cel Biol,2018，20(7):745-754.

第 七 章　格物致知：溶酶体的发现

一、目标

（一）教学目标
学习溶酶体的结构和功能。

（二）思政目标
了解克里斯汀·德·迪夫如何在生化理论中推导出溶酶体的存在，鼓励学生以这些科学家们为榜样，学习他们的洞察力。

二、案例

溶酶体是细胞的消化系统，存在于几乎所有的真核细胞中。其中有 50 多种酸性水解酶，包括磷酸酶、核酸酶、糖苷酶和脂肪酶等，主要用于分解有害的生物大分子，产生小分子供细胞回收利用。溶酶体具有可变性：首先，其大小可变，其直径可在 $0.1\sim1.2\,\mu m$ 内变化，取决于其内容物多少；其次，其内容物可变，溶酶体中的物质类别繁多，取决于消化物的性质和消化时间。由于这种特性，其发现之路比其他大小位置恒定的细胞器更加崎岖和坎坷。

1974 年 12 月份的斯德哥尔摩，诺贝尔生理学或医学奖的颁奖典礼表彰了 3 位科学家：克里斯汀·德·迪夫（Christian de Duve，1917—2013 年）、艾伯特·克劳德（Albert Claude，1899—1983 年）和乔治·埃米尔·帕拉德（George Emil Palade，1912—2008 年），因为他们发现了"细胞的结构和功能组织"。在 20 世纪 40 年代和 50 年代，有一批杰出的生理学家及生物化学家，探索了细胞内各个细胞器的结构和功能。这 3 位细胞生物学的奠基人无疑是其中的佼佼者。典礼上，克里斯汀·德·迪夫（图 7-1）走上讲台，谦虚地描述他的工作："我只

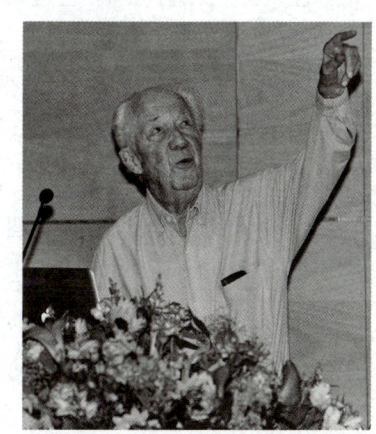

图 7-1　克里斯汀·德·迪夫

是想知道葡萄糖-6-磷酸在肝细胞中的定位,这些信息有助于揭示胰岛素的作用机制"。

1917 年,迪夫出生于伦敦附近,他的父母是比利时人,为躲避一战来到英国。一战结束后,他们回到比利时安特卫普。1934 年,迪夫在鲁汶大学学习医学,并在生理学实验室工作。在这里,他主要研究葡萄糖的存储问题,发现葡萄糖受胰岛素和胰高血糖素的影响。这些工作令他获得了国际知名实验室的入场券。毕业后他先后去了瑞典斯德哥尔摩和美国圣路易斯的著名实验室,积累了大量的研究经验。

1947 年,迪夫准备从美国回鲁汶大学任职。回国前他来到纽约洛克菲勒医学研究所。这是由美国首富约翰·戴维森·洛克菲勒(John Davison Rockefeller,1839—1937年)捐资建立的医学研究机构,支持科学家自由研究。在这所规模很小的机构中,其诺贝尔奖密度之高领先全球。在这里,迪夫见到了他的同胞——科学家艾伯特·克劳德。克劳德在 1929 年入职洛克菲勒医学研究所,在尝试分离病毒的过程中,利用当时最新的电子显微镜和超高速离心机分离了各类细胞内组分。两人的会面为迪夫带来了新的方法和视角,也促成了溶酶体这一细胞器的发现。

回到比利时鲁汶大学的生理化学实验室,迪夫继续指导学生进行大鼠肝脏的糖代谢研究。他们发现了一种高特异性的葡萄糖-6-磷酸酶。与一般的酸性磷酸酶只作用于甘油-2-磷酸等磷酸酯不同,葡萄糖-6-磷酸酶能特异性地作用于葡萄糖-6-磷酸,水解产生的葡萄糖进入血液,维持血糖平衡。这一发现已非常重要,但在研究过程中的一个奇怪现象引起了迪夫的重视。

迪夫观察到酸性环境导致葡萄糖-6-磷酸酶的不可逆沉淀,他推测这种酶可能与粘合的细胞质膜有关。因此,他们决定跟踪酶在各种细胞组分中的分布情况。这些细胞组分是用克劳德的差速离心法从肝细胞匀浆中获得的,一般使用温和的匀浆条件,旨在保持亚细胞器的完整性。然而,他们发现,用温和匀浆方法得到的酸性磷酸酶,活性只有用剧烈匀浆方法的 10%。更让人不解的是,如果把温和方法得到的匀浆在冰箱里保存 5天,酸性磷酸酶的活性立刻恢复到 100%。在大部分情况下,研究者为了不耽搁主要研究进程,可能会选择忽略这些意外结果。迪夫后来回忆道:"当时我们完全可以满足现状,把这些不符合预期的结果归因于哪些调皮的深夜侵袭实验室的小精灵。"但迪夫没有放弃这条支线,他很快意识到,酸性磷酸酶的活性"延迟"不是由于技术失误,而是由于其被一种膜性结构隔离,限制了活性,而剧烈匀浆法、去污剂和冻融法都破坏了膜结构,使酸性磷酸酶的活性得以释放。

为了研究这种细胞结构,迪夫以这种酶的活性作为其标志物,并利用了一种组学方法,联合其他已知的水解酶来进行研究,最终在 1955 年发表了关于细胞内溶酶体(图7-2)的论文。迪夫对溶酶体的研究,是一种方法学上的极大进步。

利用类似的研究方法,他的实验室又发现了过氧化物酶体。他们发现,在和溶酶体类似的细胞组分中,可能还含有一个尚未知晓的细胞器。其第一个迹象是尿酸氧化酶在亚细胞组分中的分布与酸性磷酸酶相似,但该酶并非酸性水解酶。到 1960 年,又发现几种产生过氧化物的氧化酶也是如此。这些酶均具有类似于过氧化氢酶的沉降行为。迪夫认为，这些酶具有类似的性质、功能是由于它们被包含在同一颗粒中。因此，过氧化物酶体的概念诞生了。但直到几年后，在多种生物体内均发现了具有类似沉积行为和生化特性的微粒，迪夫才发表了过氧化物酶体的概念。

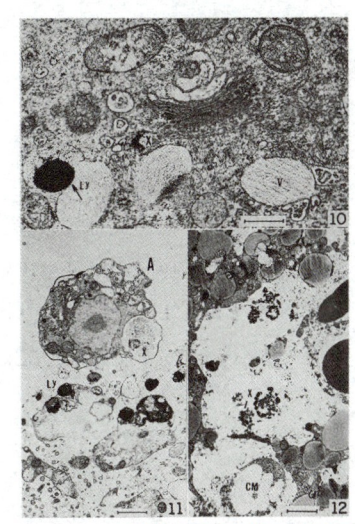

图 7 - 2　透射电子显微镜下囊泡细胞器的形态，Ly：溶酶体

纵观迪夫发现溶酶体及过氧化物酶体的过程，可以发现迪夫完全依靠经典的纯生物化学分析方法。事实上，迪夫在发现溶酶体的时候，他的实验室甚至没有一台显微镜，他仅凭生化实验线索便成功地预测了这种膜性细胞器的存在。用迪夫在诺贝尔颁奖典礼的演讲题目来概括再恰当不过：《用离心机探索细胞》（Exploring Cells with a Centrifuge），这需要跨越巨大的知识鸿沟，需要长久的知识储备，更需要丰富的想象力和精妙的洞察力。在科学发现中，做好基础知识的储备，才能发挥想象力，带领人类穿越贫瘠的知识荒原。

1962 年，迪夫受邀回到洛克菲勒研究所创建一个实验室。他成了跨大西洋工作的科学家。通过让他在鲁汶大学实验室的同事定期访问纽约，在比利时开发的各类新技术也转移到了美国。当年在洛克菲勒得到启迪的科学家，回到洛克菲勒反哺。迪夫的实验室培养了大批优秀的年轻生化学家。在比利时，他仿照洛克菲勒的理念，建立了一个能够让科学家自由探索的研究所，后更名为迪夫研究所。

三、专业知识

溶酶体的结构与功能：溶酶体是由一层单位膜包围而成的囊泡状结构，呈圆形或卵圆形，直径在 $0.2 \sim 0.8\,\mu m$。内含 60 余种酸性水解酶，包括蛋白酶、核酸酶、糖苷酶、脂酶、磷酸酶和硫酸酯酶等。溶酶体的功能主要有 3 个：第一是细胞消化，获得营养；第二是吞噬细菌、病毒，防御作用；第三是清除细胞废物，如衰老的细胞器。

四、融入思政的教育元素

溶酶体的发现过程与很多其他细胞器不同，即使用纯粹的生化分析方法，而非观察结果来推断细胞器。思辨精神是提出并验证假说的关键。

融入： 通过案例讨论，组织学生探讨思辨精神在科学研究中的重要性。

（朱　顺）

参考文献

［1］BAINTON D F. The discovery of lysosomes［J］. J Cell Biol，1981，91（3）：66-76.

［2］BOWERS W E. Christian de Duve and the discovery of lysosomes and peroxisomes［J］. Trends Cell Biol，1998，8(8)：330-333.

［3］DUVE C D. Life evolving：molecules，mind，and meaning［M］. London：Oxford University Press，2002.

第八章　阅读大脑：高尔基体的发现

一、目标

（一）教学目标
学习高尔基体的结构，了解高尔基体在细胞蛋白质加工中的作用。

（二）思政目标
了解高尔基体从初次发现不被学术界承认，到最终被证实的历程，让学生感受到科学发现探索道路的曲折，学习科学家对科学真理的执着和热情。

二、案例

1897 年的一天，意大利帕维亚大学的病理学研究所里，卡米洛·高尔基（Camillo Golgi，1843—1926 年）（图 8 - 1）用"黑反应"对猫头鹰的小脑浦肯野细胞进行染色，这个他首创的神经细胞染色技术曾令他在学术界名声大振。染色完成后，高尔基对浦肯野细胞进行了详细的显微镜观察。光学显微镜下，浦肯野细胞呈现巨大而复杂的分枝状结构，宛如意大利北部一棵棵枝繁叶茂的雪松。在浦肯野细胞中，靠近细胞核的位置，一种"内部网状器官"引起了他的注意。

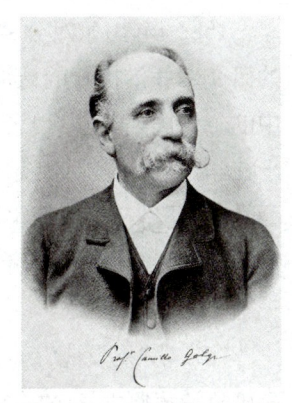

图 8 - 1　卡米洛·高尔基

1843 年，高尔基出生于一个意大利医生家庭。受医生父亲的影响，1860 年，高尔基进入帕维亚大学，获得医学学位，师从朱利奥·比佐泽罗（Giulio Bizzozero，1846—1901 年）。医学院的生活对高尔基有着深刻的影响。据高尔基自己回忆，比佐泽罗影响了他的研究方向。而医学院的传统侧重于详细的观察解剖学，他此后绝大部分研究是利用此方法研究神经系统及精神障碍疾病。在医学院，他见到各位教授们对当时新生的微生物学发表各种看法。这令年轻的高尔基对理论家及他们提出的高高在上的观点感到不满——他更希望看到一个真实的结构，然后再对其发表看法。

毕业后,高尔基在圣马特奥医院实习,期间他参与调查帕维亚周围村庄的霍乱疫情。1867 年,在著名医学心理学家塞萨雷·隆布罗索(Cesare Lombroso,1835—1909 年)的指导下,高尔基开展了精神障碍病因的博士论文研究,并于 1868 年获博士学位。隆布罗索认为,一种基于科学观察和分类的新精神病学即将出现。他和当时一些知名学者认为,大脑和思维是通过物理、化学过程运作的,大脑可以分泌思想,就像肝脏可以分泌胆汁那样。然而,高尔基并不完全接受他导师的想法,他认可精神病学科应完全基于科学观察,而隆布罗索的理论已经超越了观察,不能被证实。

1872 年,高尔基来到米兰附近的阿比亚特格拉索慢性病医院担任院长,研究神经系统的结构。在这里,他将医院角落的一个小厨房改造成了实验室,在匮乏的条件下首次开展了对神经系统的研究,也开启了他作为科学家的道路。之后,高尔基极少行医,而是作为生物学家、病理学家为人所知。高尔基对神经系统的研究是基于组织学。大脑的结构特殊,其中的隐藏结构需用新的染色技术显现。而由于缺乏高效的神经组织染色方法,对中枢神经系统的观察研究困难重重。高尔基费尽心思,积极寻求新方案。1873 年,他发明了一种全新的染色方法:首先用重铬酸钾处理,然后加入硝酸银,生成的铬酸银沉淀颗粒能在神经元细胞体以及轴突、树突上产生明显的黑色沉积,使其与周围的组织细胞区分开来,首次展示出高清晰度和高对比度的神经细胞结构。由于细胞被选择性地染成黑色,这个染色方法即"银染法",又被称为"黑反应",该成果发表在 1873 年 8 月 2 日的《加泽塔医疗报》(Gazzeta Medica Italiani)上。高尔基给他的朋友写信:"我很高兴发现了一个新反应,可以展示大脑皮质的组织间隙结构。"

1886 年,出于对公共健康的关注,高尔基暂时放下了他的老本行,专注于人类疟疾的研究。凭借执着的精神和科学的方法,高尔基在很短的时间内阐明了疟原虫在红细胞中的生命周期,还发现了疟疾引发的高热与寄生虫在血液中繁殖的相关性。1893 年,由于在学术上的重大贡献,高尔基被任命为帕维亚大学校长。然而,不论是在办公桌前签署文书,还是在会议厅里召开管理会议,高尔基依然对神经生物学研究保持着强烈的热情和渴望。1897 年,他重回实验室进行神经系统的研究,就有了开头观察浦肯野细胞的一幕。

在发明"黑反应"后,高尔基不断地改进配方,优化反应条件,提高反应的特异性。此次染色浦肯野细胞,高尔基使用了"黑反应"的一种改进配方:使用铬酸锇代替重铬酸钾对组织进行浸泡染色。反应很顺利,作为小脑皮质中最大的神经元,染好色的浦肯野细胞在镜下呈现梨形,胞体末端放射状发出多条大树突,大树突上又发射出多条小树突。高尔基突然注意到,在浦肯野细胞巨大的细胞体中有细线状网络结构,这种结构单独漂浮在细胞体中,独立于细胞膜和细胞核。他从未见过任何相关的报道。敏锐的科学直觉让高尔基意识到,这是一种全新的细胞结构,于是,他将其命名为"内部网状器官",也就是我们现在所熟知的高尔基体。从结构上,高尔基还不能判断它的功能,也不会想到,这个小小的网状装置,作为细胞内膜系统的重要组成部分,在蛋白质翻译完成后的加工和分拣中发挥着举足轻重的作用。

1898 年,高尔基向帕维亚医学外科学会介绍自己的新发现时描述道:"这是细胞体内一个小巧而优雅的网络……完全在神经细胞内部……其特点是其中丰富的丝带状的线……以及存在薄板或小圆盘……它朝外部分的扩张明显受限,但内侧网络渗透到不同层面。"

之后数十年,以高尔基为代表的帕维亚学派的学者们接连在各种非神经细胞中发现了高尔基体,包括软骨细胞、肝细胞、黄体、巨核细胞和肾小管细胞等。人们认为,高尔基体是一种普遍存在的通用细胞器。但质疑反对的声音从未停止。黑反应对实验操作的严苛要求影响了可重复性,有人讽刺说是帕维亚"神奇的水"使高尔基体仅能在帕维亚被成功地观察到。反对派认为,高尔基体并不存在,可能是一种在特定染色手段和光源条件下出现的光学幻象。直到 1954 年,瑞典卡罗林斯卡医学院的研究人员首次用电子显微镜观察到了小鼠胰腺分泌细胞中高尔基体的超微结构,提供了高尔基体存在的确凿证据(图 8-2)。这份认可来得太迟,此时距高尔基体初次被发现已有 58 年,高尔基在帕维亚的土地上也已长眠了 30 年。新的科学发现打破了原有的秩序和框架,很难立刻被接受,但它不会缺席。

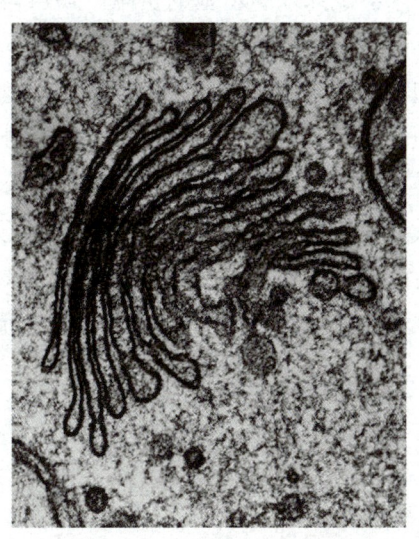

图 8-2　高尔基体的超微结构

发现了新的通用细胞器足以被载入史册,然而高尔基在 1906 年被授予诺贝尔生理学或医学奖却不是因为这一点,而是他在神经系统上的发现。只不过,好像是命运的讽刺,诺贝尔奖委员会将奖项同时授予了他和他的学术对手圣迪亚哥·拉蒙·卡哈尔(Santiago Ramóny Cajal,1852—1934 年)。在卡哈尔和高尔基之前,神经科学作为一个学科并不存在。细胞理论早在 1839 年由施莱登和施万提出,它指出人体的所有组织都是由单个细胞组成的。然而,由于没有很好的组织学方法对神经结构进行染色,脑组织被认为不符合细胞学理论的规律。1887年,高尔基发明的染色方法传到了西班牙著名神经科学家卡哈尔的实验室。但卡哈尔发现此法不确定性太强,要更好地了解神经系统,就必须更严格地确定反应的条件。他改进了这种方法,根据不同的神经结构、不同动物及不同年龄,改变组织浸泡在溶液中的时间。他发现使用幼小的动物,甚至胚胎,其神经元尚未发生髓鞘化,这种条件下效果最好。他说:"如果发育的阶段选择得当,相对较小的神经细胞在每个切片中完全突出。轴突的末端分枝显示得最清楚,可以看到它们是完全独立的……灰质组织的基本结构清晰、精确地在我们眼前浮现"。

高尔基认为,神经系统是由轴突吻合形成的弥散网络组成的,即"网状理论"。而卡哈尔则维护神经细胞的个性,即"神经元学说"。在诺贝尔获奖的讲座上,高尔基出乎意料地直接向同时获奖的卡哈尔开炮,反对神经元理论,并直言诺贝尔奖委员会将奖项授予卡哈尔是错误的。这是诺贝尔奖历史上一段著名公案。直到1900年后,意大利以外的科学界已经倾向于神经元理论,高尔基仍然由于学术自尊而为网状理论辩护。然而,当电子显微镜的时代到来,我们已经知道,神经元学说才是正确的。高尔基在生命的尽头,站在了一场重大科学争论的错误一方。在这场不甚高雅的学术纷争中,高尔基提供了方法,而卡哈尔给了我们对大脑和脊髓结构的深刻见解。

但幸运的是,卡哈尔并未尝试抹杀高尔基的贡献。1914年,卡哈尔在无脊椎动物的神经细胞中确认了高尔基体的存在,他写道:"网状的高尔基体是所有活细胞的原生质中的恒定结构,包括胚胎细胞和成体细胞。"在1917年卡哈尔回忆道:"我钦佩高尔基的工作和他的科学品格,我对他怀有最大的敬意和尊重。正是由于他卓有成效的原创工作,我们才能如此清楚地看到构成神经中枢的具体细节。"

如今我们回望历史,看到高尔基一生中的两次坚持,两次发现都是基于他卓越的技术贡献带来的结构观察。在高尔基体的发现上,坚持为他带来了无比丰硕的成果。而在网状理论上,坚持却导致他一败涂地。也许,除了要有观察入微的细致工作,也要有兼听则明的气魄。

三、专业知识

(一) 高尔基体的结构

高尔基体是由一层单位膜包围而成的复杂的囊泡系统,由小泡、扁平囊和大泡3种基本形态成分组成。扁平囊是高尔基体结构中最富特征的一种成分。典型的高尔基体一般含3～8个扁平囊。扁平囊平行排列,外观略呈扁盘状。大泡多见于扁平囊的分泌面,可与之相连,也称分泌泡。

(二) 高尔基体的功能

在内质网中经初步糖基化的蛋白质在高尔基体中被进一步糖基化修饰,增加了蛋白质的多样性。N-连接糖基化一部分发生在内质网中,一部分发生在高尔基体中。O-连接的糖基化修饰主要发生在高尔基体中。

四、融入思政的教育元素

(一) 坚持真理的精神
高尔基早在 1897 年已观察到高尔基体，然而被当时的学术界所质疑，半个多世纪后才被证明。

融入：组织学生课堂思考"真理经得起时间考验"。

(二) 兼听则明的学术理念
高尔基对神经系统的理解并不完备，但因学术自尊而攻击反对者，排斥对自己不利的证据，最终被证明是错误的。

融入：组织学生讨论坚持真理与维护自尊之间的差别，讨论科学需要什么样的精神。

（朱　顺）

参考文献

［1］ ALEXANDER A. The Golgi apparatus：state of the art 110 years after Camillo Golgi's discovery［M］. New York：Springer Wien，2008.

［2］ BERGER E G. The Golgi apparatus［M］. Basel：Springer Basel AG，1997.

［3］ MAZZARELLO P. How Camillo Golgi became "the Golgi"［J］. FEBS Letters，2009，583(23)：3732-3737.

一、目标

（一）教学目标
学习聚合酶链反应的过程，了解聚合酶链反应的功能和特点。

（二）思政目标
了解凯利·班克斯·穆利斯对聚合酶链反应的贡献以及聚合酶链反应技术发明的意义；鼓励学生讨论其对待科学、对待人生的态度。

二、案例

1953 年，詹姆斯·沃森（James Watson，1928—　）和弗朗西斯·哈里·康普顿·克里克（Francis Harry Compton Crick，1916—2004 年）发表的 DNA 双螺旋结构模型标

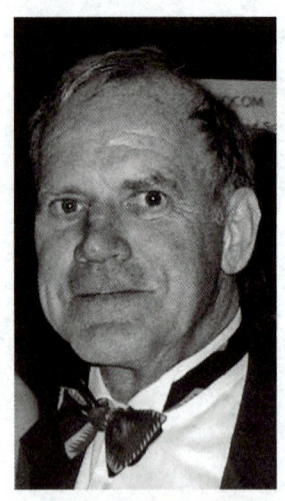

图 9-1　凯利·班克斯·穆利斯

志了分子生物学诞生。自此，许多科学家们就踏上了探索核酸奥秘的征途。然而在当时，始终有一个技术难题横亘在科学家们面前，即产生的 DNA 分子十分有限，难以被检测或鉴定。为开展研究，科学家们需要大量的时间和资金去获得少得可怜的核酸分子，这显然阻碍了核酸生物学的进步。于是很长一段时间里，分子生物学家都有一个共同的梦想："谁能以最快的速度、最便宜的价格，提供成千上万的 DNA 拷贝呢？"这个关键问题被一项发明一劳永逸地解决了，它叫做聚合酶链反应（polymerase chain reaction，PCR）。生命科学从此被分为了两个时代，前 PCR 时代和 PCR 时代。某种意义上，凯利·班克斯·穆利斯（Kary Banks Mullis，1944—2019 年）（图 9-1）发明的 PCR 技术对于分子生物学，和瓦特发明的蒸汽机对于工业革命的意义相仿。

1971 年,哈尔·葛宾·科兰纳(Har Gobind Khorana,1922—2011 年)首次成功完成基因合成,他在实验室中人工合成了丙氨酸 tRNA 编码基因,并因此荣获 1968 年诺贝尔生理学或医学奖。科兰纳当时已经提出对 DNA 的体外扩增设想,但由于技术条件所限,并未进行验证。这一工作在 1983 年被 Cetus 公司的实验室主管凯利·穆利斯实现了。

穆利斯是非常有争议的一名科学家。人们欣赏他的才气,但对他放浪形骸的生活感到迷惑不解。1944 年,穆利斯出生于美国哥伦比亚市。在四兄弟中,只有他从小就对科学抱有浓厚的兴趣。在佐治亚理工学院的暑假期间,他和朋友在城镇边缘的一个旧鸡舍里建造了一个有机合成实验室。由于当时缺少监管,他们得以在那里研制迷幻药和各种软性毒品并销售。通过这样"危险"的方式,穆利斯在动手操作的过程中学到了很多有机化学的知识。

当他从佐治亚理工学院毕业,来到加州大学伯克利分校攻读生物化学研究生时,遗传密码已被解开。在一个研讨会上,穆利斯学习了生长抑素基因的合成和克隆,这让他印象深刻并让他第一次意识到可以通过化学的方法合成重要的 DNA 片段,于是他开始在图书馆研究 DNA 的合成,并因这项技术找到了工作。穆利斯于 1979 年秋天进入 Cetus 公司,他在那里工作了很长时间并且非常享受这份工作。在旧金山湾区,许多生物技术公司争相改进 DNA 的合成方法,Cetus 公司也不例外。Cetus 公司有一台生产寡核苷酸的机器,并致力于对 DNA 进行测序。穆利斯考虑,在一段给定的 DNA 片段上,通过特异的寡核苷酸结合,若能通过 DNA 聚合酶来使其与特定位点杂交的寡核苷酸延伸,就可以对这个位点附近的片段进行测序。现在看来,这个想法可能是 PCR 方法的雏形。

穆利斯发明 PCR 方法的经历颇有传奇色彩。一次他驾车从伯克利前往门多西诺度假,在路上突然灵光一闪,想到由于寡核苷酸的制造比以前容易得多,那么如果将多个寡核苷酸一起放入反应中,那么它们中的一个将与上链结合,另一个与下链结合,若这个反应不断重复,很快地就可获得大量的 DNA 片段。回到公司后,穆利斯做的第一个实验就是将人类 DNA 和引物放入试管中,先在水浴锅中加热了几分钟,而后在第二个水浴锅中冷却降温,加入大约 10 个单位的 DNA 聚合酶,并在第三个水浴锅中将反应温度保持在 37 ℃。穆利斯以为引物会立即延伸,但没有成功。第二次他选择了一个来自 pBR322 质粒的短片段 DNA,继续重复实验,依旧失败了。为摸索适合的实验条件他反复进行了多次实验,终于在 1983 年 12 月 16 日,历史上第一个 PCR 成功了。穆利斯随后在《科学》(Science)杂志发表的论文中公布了这一发现。

PCR 技术立刻引燃了全球分子生物学家的兴趣。仅需要 3 个水浴锅,不断循环,就能在体外条件下获得大量的 DNA 片段,这项技术实在是太有吸引力了。随后的数年中,PCR 技术得到了巨大的优化,其中的一个重要的突破就是使用了耐热的 DNA 聚合酶。这种酶是华裔科学家钱嘉韵等在黄石公园的温泉研究水生栖热菌(Thermus aquaticus，Taq)时找到的。为了适应热泉生活的环境，Taq 中的 DNA 聚合酶进化出了耐热达 90 ℃以上的特性。将这一聚合酶与 PCR 技术结合，就不必在每次扩增反应后添加新的酶，从而极大地提高了 PCR 扩增效率。Taq 聚合酶(Taq polymerase)的发现使 PCR 技术变得非常简捷，也大大地降低了成本，让 PCR 走进千千万万的实验室，并为其自动化铺平了道路。PCR 这个原理简明的 DNA 体外合成技术，仅需通过调整模板 DNA、寡核苷酸引物、脱氧核苷酸三磷酸(简称脱氧核苷三磷酸)(dNTP)、DNA 聚合酶、合适的缓冲体系以及 DNA 变性、复性及延伸的温度与时间，便能快速地获得大量 DNA。这项简洁、优雅的技术令穆利斯名声大噪。因为原理过于简单，他还一度怀疑自己不是第一个发现者。由于 PCR 技术对分子生物学领域的划时代贡献，在发明该技术的 10 年之后，穆利斯获得了 1993 年度诺贝尔化学奖。

　　PCR 技术(图 9 - 2)在此之后又得到了进一步发展，反向 PCR、巢式 PCR、互补 DNA(cDNA)末端快速扩增 PCR 和锚定 PCR 等技术层出不穷。这些进步都凝聚了许多设计者的精妙思考。1996 年，实时定量 PCR(RQ - PCR)诞生了。它在每个 PCR 循环的延伸结束后采集样本的荧光信号，并将到达指数扩增期所需的循环数与模板的初始浓度建立了关系，可以做到精确计算基因拷贝数。近年来，数字 PCR 的诞生使得每一个 PCR 都能够发生在一个极小的液滴中，以实现绝对定量及稀有等位基因的检测。自此，DNA 的体外扩增不再成为一项难题。可以说，如果没有 PCR 技术的发明，就没有现代分子生物学。PCR 彻底改变了生物化学、分子生物学、遗传学、医学及法医学等多个学科。

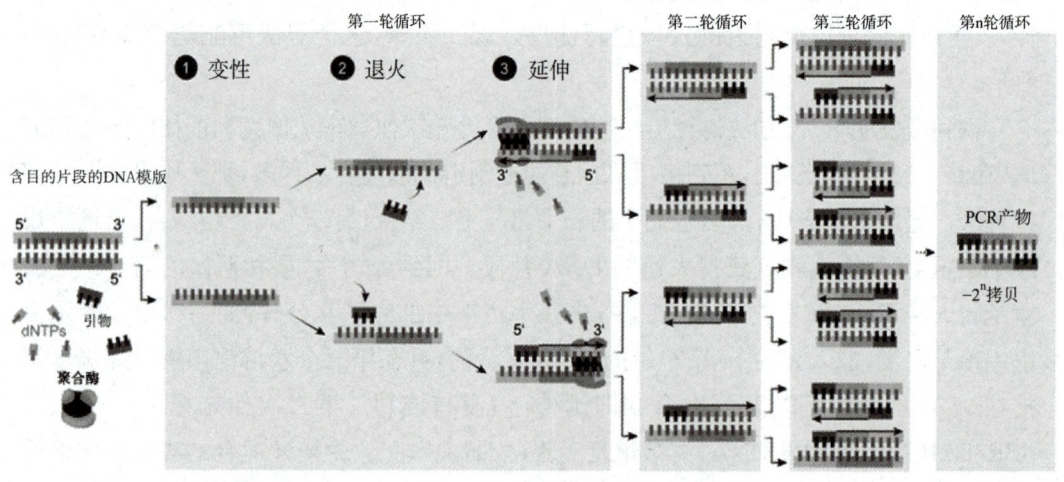

图 9 - 2 　PCR 模式图

　　获得诺贝尔奖后，穆利斯本可以继续探索，为化学和生物学带来更大的发展，但他并未继续在科学道路上走下去，而是加剧了他浪荡不羁的行为。由于他在海景别墅里日夜笙歌、沉迷冲浪，加之在公司品行不端而被停职，对全球变暖持阴谋论看法，以及对他并不了解的科学领域大放厥词等表现，不出几年，人们对他的看法已经从崇敬变成了不信任。虽然 PCR 技术伟大，但发明人穆利斯却并未拥有无懈可击的人生履历，当然诺贝尔奖也并不涉及道德评判。2019 年 8 月，PCR 技术的发明人凯利·班克斯·穆利斯因病去世，结束了他传奇而又充满争议的一生。

三、专业知识

PCR 的原理：PCR 技术的基本原理类似于 DNA 的天然复制过程，其特异性依赖于与靶序列两端互补的寡核苷酸引物。PCR 由变性-退火-延伸 3 个基本反应步骤构成：①模板 DNA 的变性。模板 DNA 经加热至 93 ℃左右一定时间后，使模板 DNA 双链或经 PCR 扩增形成的双链 DNA 解离，使之成为单链，以便它与引物结合，为下轮反应作准备。②模板 DNA 与引物的退火（复性）。模板 DNA 经加热变性成单链后，温度降至55 ℃左右，引物与模板 DNA 单链的互补序列配对结合。③引物的延伸。DNA 模板-引物结合物在 72 ℃、DNA 聚合酶（如 Taq DNA 聚合酶）的作用下，以 dNTP 为反应原料，靶序列为模板，按碱基互补配对与半保留复制原理，合成一条新的与模板 DNA 链互补的半保留复制链，重复循环变性-退火-延伸三过程就可获得更多的"半保留复制链"，而且这种新链又可成为下次循环的模板。每完成一个循环需 2～4 分钟，2～3 小时就能将待扩目的基因扩增放大几百万倍。

四、融入思政的教育元素

道德品质对人生的影响深远。穆利斯进行了极为重要的科学研究，但其品行不端，最终导致人们对其失去信任。

融入：介绍穆利斯发明 PCR 技术的过程及后期言论。与同学们讨论若品行端正，穆利斯可能作出什么贡献，会获得哪些尚未获得的荣誉。

（杨云龙）

参考文献

［1］禹宽平. PCR 技术的发明者 Kary Mullis 博士［J］. 生命的化学（中国生物化学会通讯），1993，（3）:38-39.

［2］张为民，张安世. PCR 技术简介及其应用［J］. 河南教育学院学报（自然科学版），2002，（3）:65-67.

［3］SHAMPO M A. Kary B. Mullis - Nobel Laureate for procedure to replicate DNA［J］. Mayo Clin Proce，2002，77（7）：606.

一、目标

（一）教学目标

学习三羧酸循环的过程、关键酶以及其生理学意义。

（二）思政目标

了解汉斯·阿道夫·克雷布斯发现三羧酸循环的故事，以及他对生物化学界作出的杰出贡献，鼓励学生学习他严谨扎实的科研精神。

二、案例

在生物化学教材上，三羧酸循环（tricarboxylic acid cycle，TCA cycle）是体内代谢的中心途径（图 10-1），是糖类、脂肪和氨基酸三大营养素共同的最终代谢通路，也是三者代谢联系的枢纽，不同的代谢物通过三羧酸循环可在一定程度上实现相互转化。它几乎发生在所有的生命形式中。在原核生物中发生于细胞质内，而在真核细胞中则发生于线粒体基质中。它之所以被称为三羧酸循环，是由于该循环中几个重要中间产物均含 3 个羧基，例如柠檬酸等。但在欧美，学界一般称之为 Krebs 循环，以纪念伟大的生化学家汉斯·阿道夫·克雷布斯（Hans Adolf Krebs，1900—1981 年）。

三羧酸循环的发现者是德国科学家汉斯·阿道夫·克雷布斯。他是犹太人，出生于一个医生家庭，凭借优异的成绩顺利地进入哥廷根大学学习医学。1919 年，克雷布斯被调到弗莱堡大学，并遇见了他的老师威廉·冯·莫伦多夫（Wilhelm von Möllendorf，1887—1994 年）。莫伦多夫是一位优秀的活体染色专家，克雷布斯在他的指导下，研究了不同染料对肌肉组织的染色效果，并于 1923 年发表了他的第一篇关于组织染色技术的论文。在医院实习期间，克雷布斯发现自己对生物化学方向更感兴趣，并决定进入医学研究领域，最终于 1925 年取得了汉堡大学的博士学位。

毕业后，克雷布斯经人推荐，进入了柏林凯撒威廉研究所，担任著名生理学家奥托·沃伯格（Otto Warburg，1883—1970 年）的助理。奥托·沃伯格因发现了细胞呼吸氧化

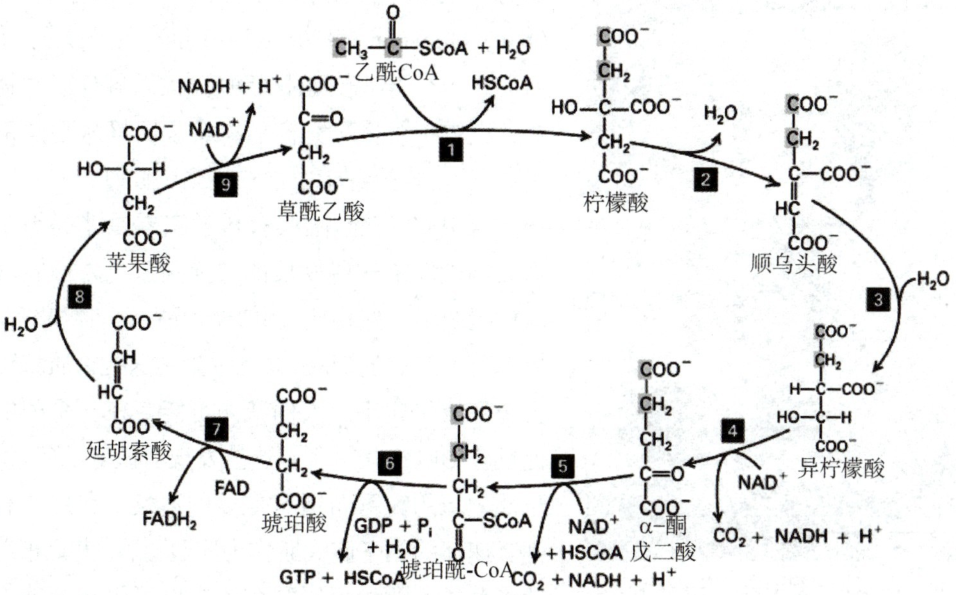

图 10-1　三羧酸循环

转移酶而荣获 1931 年诺贝尔生理学或医学奖,但他更大的贡献是在肿瘤研究领域。当时,沃伯格是生物化学领域的旗手人物,他的《肿瘤的新陈代谢》(*The Metabolism of Tumours*)一书催生了肿瘤研究领域。根据解密的资料,他一生中曾 47 次被提名诺贝尔奖。沃伯格从 1908 年开始研究生物的耗氧量,首先发现海胆卵受精后耗氧量增加了 6倍。在研究氧气在细胞中的消耗过程时,他引入了测压法研究活体组织切片吸收氧气的速度。通过寻找参与氧气消耗的细胞成分,他发现了细胞色素的作用,这是一个含铁血红蛋白的酶家族。用这一方法研究肿瘤,沃伯格发现了肿瘤细胞的特殊性,即有氧糖酵解,也被人们称为"沃伯格效应"。沃伯格一生取得了别人梦寐以求的瞩目成就,但他最引人注目的成就是,在他的指导下,在他实验室工作的 3 位科学家先后获得了诺贝尔奖。这使他成为一位伟大的教育家。在这位伟大导师的指引下,奥托・梅耶霍夫(Otto F. Meyerhof,1884—1951 年)1922 年因发现了氧气的消耗和乳酸代谢的关系荣获诺贝尔生理学或医学奖。汉斯・阿道夫・克雷布斯于 1953 年因其发现三羧酸循环荣获诺贝尔生理学或医学奖。阿克塞尔・西奥雷尔(Axel H. T. Theorell,1903—1982 年)1955年因发现了氧化酶的性质和作用方式荣获诺贝尔生理学或医学奖。

　　沃伯格注重人才的技术培养。在他的实验室里,克雷布斯潜心学习科研技术,熟练地掌握了组织切片、分光光度法等,这些技术对他之后的许多发现起到了至关重要的作用(图 10-2)。在研究所的 4 年时间里,克雷布斯共发表了 16 篇研究论文。1930 年,沃伯格又一次展现出对年轻学者的关怀,他鼓励克雷布斯离开他的麾下,在他选择的研究领域内独立前进。于是克雷布斯离开了凯撒威廉研究所,赴弗莱堡大学任教,在此期间

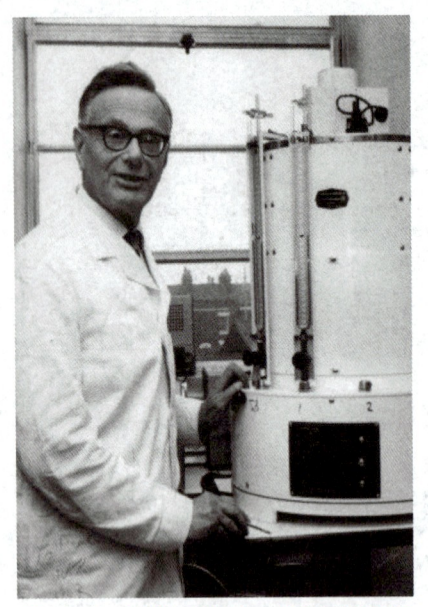

图 10-2　汉斯·阿道夫·克雷布斯在沃伯格设计的仪器旁进行实验

与另一位德国生物化学家库尔特·亨泽莱特(Kurt Henseleit，1908—1973 年)一起发现了尿素循环。1933 年，德国时局动荡，犹太科学家面临失业。克雷布斯将研究样品和实验器材从德国带到了英国，正式投身于生物的氧化过程研究。

自 1920 年起，陆续有科学家零星地提出了生物氧化过程中一些物质的转换关系。人们发现了动物组织中一些物质，例如琥珀酸、延胡索酸等，可促进肌肉对氧的消耗，并且少量的这些物质就可大大提高氧化速率。人们猜测可能存在一系列的酶促反应影响氧化过程。这些发现对做好准备、潜心于此领域的克雷布斯有重要的启发。利用具有高呼吸速率的鸽子胸大肌作为实验材料，克雷布斯证明了草酰乙酸和丙酮酸在体内也可以在酶的作用下生成柠檬酸，并证明了柠檬酸与 α-酮戊二酸之间的转换，弄清了三羧酸循环的主要成分及大致步骤。

克雷布斯又花了数月时间对数据进行进一步分析。最终，综合前人及自身成果，于 1937 年在《酶学》(*Enzymologia*)期刊上发表了三羧酸循环的反应机制。从此，三羧酸循环成为生物化学和细胞生物学的基础概念之一。然而在这一伟大的发现中仍有一个步骤没有被确认，即克雷布斯没有确定草酰乙酸形成柠檬酸反应中另外两个碳原子的来源。德国生物化学家弗里茨·利普曼(Fritz Lipmann，1899—1986 年)在 20 世纪 40 年代中期最终将这种神秘的化合物确定为一种小分子，由于人们认为它像酶一样重要，将其命名为辅酶 A。1953 年，克雷布斯和利普曼分别因发现了三羧酸循环和辅酶 A 共同分享了诺贝尔生理学与医学奖。同年，克雷布斯获拉斯克奖。

在 1937 年发表这一伟大的研究成果之后，克雷布斯没有停止对三羧酸循环的探究，在之后的几年，他又与汉斯·科恩伯格(Hans Kornberg，1928—2020 年)共同发现了乙醛酸循环。1943 年，通过使用同位素碳，克雷布斯证实了不仅是碳水化合物，脂肪酸和酮体也可以在生成乙酰辅酶 A 后加入三羧酸循环，证实了三羧酸循环是所有主要营养物氧化的末端途径。他还证实几乎所有的动物、微生物以及植物都采用相同的末端氧化途径，说明这种通用能量释放机制在进化早期就已出现了。

在他 37 岁这年，克雷布斯发表了具有划时代意义的研究成果，这与他在学生以及助手时期受到的扎实训练和他自身的勤奋密不可分。克雷布斯传记的作者曾指出："汉斯·克雷布斯花了 31 年时间成为一名训练有素的独立科学研究者，而只用 9 个月就在他所选择的领域做出了他那一代人中最重大的发现之一。"在 1953 年 12 月 11 日的诺贝尔奖演讲中，克雷布斯谦逊地回顾道："1926 年以来我一直在沃伯格的指导下工作，从他那里我学到的东西比从其他任何一位老师那里学到的都多。"

三、专业知识

(一) 三羧酸循环的过程

(1) 丙酮酸在进入三羧酸循环之前,首先要脱羧生成乙酰辅酶 A(CoA),过程共有 5 步,一分子丙酮酸反应后生成一分子乙酰 CoA。

(2) 三羧酸循环过程共有 8 步:草酰乙酸(C_4)与乙酰 CoA 在柠檬酸合酶的作用下生成柠檬酸(C_6),该酶为循环中第一个限速酶;柠檬酸在顺乌头酸酶的作用下生成异柠檬酸,该过程可逆;异柠檬酸在异柠檬酸脱氢酶的作用下生成 α-酮戊二酸(C_5),该酶为循环中第二个限速酶,反应生成一分子 $NADH + H^+$ 和一分子 CO_2;α-酮戊二酸在 α-酮戊二酸脱氢酶复合体的作用下生成琥珀酰 CoA(C_4),该酶为循环中第三个限速酶,反应同样生成一分子 $NADH + H^+$ 和一分子 CO_2;琥珀酰 CoA 在琥珀酰 CoA 合成酶的作用下生成琥珀酸,该反应与鸟苷二磷酸(guanosine diphosphate,GDP,简称鸟二磷)的磷酸化偶联,在底物水平生成一分子鸟苷三磷酸(guanosine triphosphate,GTP,简称鸟三磷),是三羧酸循环中唯一产生高能磷酸键的反应;琥珀酸在琥珀酸脱氢酶的作用下生成延胡索酸,该反应生成一分子 $FADH_2$;延胡索酸在延胡索酸酶的作用下生成苹果酸;苹果酸在苹果酸脱氢酶的作用下生成草酰乙酸再次加入循环,该反应生成一分子 $NADH + H^+$。

(3) 三羧酸循环的总反应式:

$$CH_3CO\sim SCoA + 3NAD^+ + FAD + GDP + Pi + 3H_2O \longrightarrow HS\text{-}CoA + 3NADH + 3H^+ + FADH_2 + GTP + 2CO_2$$

(4) 循环的各中间产物有催化剂的作用,总的质量不会改变。

(二) 三羧酸循环的生理学意义

(1) 为机体提供能量。循环产生的 $NADH + H^+$ 和 $FADH_2$ 通过电子传递链和氧化磷酸化生成 ATP,每摩尔葡萄糖彻底氧化可以生成 30 或 32 mol ATP,是机体获得能量的主要途径。

(2) 三大代谢产物共同的氧化途径。乙酰 CoA 不仅是糖氧化分解的产物,同样也是脂肪酸和氨基酸的代谢产物。

(3) 三大物质代谢联系的枢纽。三羧酸循环中的一些物质可以在体内转化为非必需氨基酸;乙酰 CoA 是合成脂肪酸的原料之一;循环中的一些非糖物质可以通过糖异生途径生成葡萄糖。

四、融入思政的教育元素

(一) 有意识地培养优秀人才

克雷布斯的成功离不开沃伯格的指导。严格的学术训练、培养学者的独立性是沃伯格连续培养出优秀人才的方法。

融入：讲述这对名师高徒的故事，并引导学生们讨论教育之道与学习的方法。

(二) 扎实勤奋的科研态度

克雷布斯勤奋地学习各种与医学相关的知识与技术，输出近 20 篇研究论文，为之后的创造性工作打下坚实基础。作为一名出生于世界大战时期的德国犹太人，克雷布斯遇到了许多困难。例如，在高中毕业突然被征召入伍、在 20 世纪 30 年代初期又被迫离开祖国寻求科研机会等。他在扎实勤奋的科研态度下排除万难，持之以恒地求索重大问题，才奠定了细胞生物学的基础。

融入：以查阅资料、讲述故事等方式了解克雷布斯的人生故事和他工作的价值，体会其不断进取的科研精神。

（杨云龙）

参考文献

［1］ HOLMES F L. Hans Krebs：architect of intermediary metabolism 1933-1937［M］. New York：Oxford University Press，1993.

［2］ HOLMES F L. Hans Krebs：the formation of a scientific life 1900-1933［M］. New York：Oxford University Press，1991.

［3］ NICHOLLS M. Hans Krebs［J］. Euro Heart Jour，2020，41(35)：3294-3296.

第十一章

泛起涟漪：鉴定神经生长因子

一、目标

（一）教学目标

掌握受体酪氨酸激酶的特点和作用机制，了解其研究历程与临床相关应用。

（二）思政元素

了解丽塔·利瓦伊·蒙塔尔奇尼等科学家发现首个生长因子——神经生长因子的故事，培养学生不畏恶劣条件的执着精神。

二、案例

生命需要不断地对外界刺激作出反应，这意味着对细胞稳态的不断扰动。如同湖水受到扰动，产生一系列复杂的回应，细胞也可以对机械力、电和化学等信号作出反应，而绝大多数信号是化学信号。复杂的多细胞生物为了作出不同类型的响应，进化出作用距离远近不一的复杂信号传递方式，也进化出不同化学性质的多种信号分子。

细胞信号的发现可追溯到 1855 年。当时，以研究消化系统闻名的法国生理学家克劳德·伯纳德（Claude Bernard，1813—1878 年）描述了腺体释放到血液中的一些分泌物可对远端细胞产生影响，这提示了信号的存在。1902 年，著名的英国生理学家厄恩斯特·亨利·斯塔林（Ernest Henry Starling，1866—1927 年）在犬的胃中分离出一种物质，他称之为分泌素。他写道："酸作用于十二指肠上皮，产生分泌素，通过血流被吸收并被输送到胰腺，刺激胰液分泌。"这已经定义了激素（荷尔蒙）的功能。到了 1905 年，斯塔林创造了荷尔蒙（hormone）一词，信号转导的理念已呼之欲出。

一个领域的真正建立需要大量的机制研究。20 世纪 50 年代，人们发现了一系列信使和受体，对其在细胞内的下游事件也展开了大量的研究，在生物化学层面推动了该领域的发展。这些工作的肇始来自于一位意大利籍的女科学家丽塔·利瓦伊·蒙塔尔奇尼（Rita Levi Montalcini，1909—2012 年）（图 11 - 1）在家中开展的研究。她在鸡胚中发现了第一个生长因子——神经生长因子（nerve growth factor，NGF）。

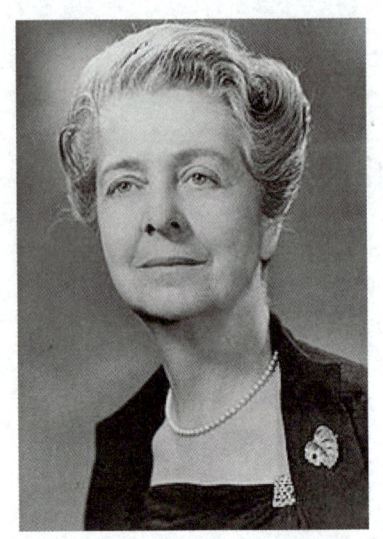

图 11-1 丽塔·利瓦伊·蒙塔尔奇尼

1909 年,蒙塔尔奇尼出生于意大利都灵的一个富裕犹太人家庭。1930 年,她考入都灵大学,师从知名神经组织学家朱塞佩·利瓦伊(Giuseppe Levi, 1872—1965 年)。利瓦伊教授不但是一位卓越的神经组织学家,还是一位伟大的教育家。他培养了包括蒙塔尔奇尼在内的 3 位诺贝尔奖获得者,他们分别在不同领域作出了卓越的贡献。在导师的培养下,蒙塔尔奇尼专注于神经系统研究。她学习了神经细胞银染法,这是她未来走向成功的关键工具。1936 年,蒙塔尔奇尼获得神经学和精神病学两个医学学位,留校成为利瓦伊的研究助理。

然而命途多舛,1938 年,当时意大利首相墨索里尼将所有犹太人驱逐出大学和研究机构,蒙塔尔奇尼被迫在自己家中搭建实验室,和利瓦伊一起工作。由于战争,蒙塔尔奇尼几度举家搬迁,但她顽强地在家中搭建了实验设备,用裁衣服的工具制作了手术刀、眼科剪和镊子等实验用具,继续她对神经发生的研究。当时,胚胎学家维克多·汉堡(Viktor Hamburger, 1900—2001 年)报道了断肢对鸡胚的影响。汉堡发现,当鸡胚发育的四肢被切断时,用于支配它们的神经元细胞群会萎缩,而他认为这种现象是由于缺失四肢导致诱导因子的丢失。汉堡暗示这个因子对于神经前体细胞的生长和分化是必要的。受此启发,蒙塔尔奇尼用乡下便于获得的鸡蛋作为实验材料,研究神经发育过程。墨索里尼倒台后,纳粹德国入侵意大利,蒙塔尔奇尼不得不搬到佛罗伦萨,隐姓埋名直到战争结束。

战后,蒙塔尔奇尼回到都灵大学。她在战时的工作引起了远在美国的胚胎学家维克多·汉堡的兴趣。他写信询问有关她的工作进展,并为蒙塔尔奇尼提供了赴美工作机会。没想到,蒙塔尔奇尼在美国工作了近 30 年,升任副教授、教授。当时华盛顿大学圣路易斯分校维克多·汉堡的实验室正在研究能够快速增长的肿瘤组织是否也具有吸引神经纤维生长的能力。蒙塔尔奇尼重复了这个实验,将肿瘤组织置于囊胚组织之外,两者不直接接触,发现肿瘤仍可促进感觉神经和交感神经的发育,说明肿瘤释放一种可扩散的因子,通过血液循环运输到神经系统,刺激神经纤维生长。蒙塔尔奇尼将其称为神经生长因子(NGF)。为提取 NGF,1953 年,蒙塔尔奇尼与博士后斯坦利·科恩(Stanley Cohen, 1922—2020 年)合作,尝试从小鼠肿瘤中分离刺激神经生长的物质,但提取物包含蛋白质和核酸大分子。他们尝试用蛇毒中的核酸酶分解样本中的核酸成分,却意外地发现,蛇毒本身就具有生长因子活性。他们随即尝试了各类物质,并最终从蛇毒和小鼠唾液腺中提取了神经生长因子,并制备了抗体。在巴西科学家赫塔·迈耶(Hertha Meyer)的帮助下,蒙塔尔奇尼开发出了 NGF 的分析方法,证实了其存在。这一发现是神经生物学和内分泌学的里程碑事件,并为细胞信号的研究奠定了基础。1954 年,这种物质被正式定名为 NGF。

1960 年，蒙塔尔奇尼和科恩在提纯 NGF 时偶然发现：将唾液腺提取物注射到新生小鼠体内，小鼠会出现眼睑早开、切牙早萌、毛发生长抑制及生长迟缓等现象，而纯化的 NGF 则没有这样的效果。科恩认为在提取物中还有其他的物质在起作用。1962 年，这种因子被成功地被分离出来，它就是表皮生长因子(epidermal growth factor, EGF)。

在 20 世纪 50 年代，NGF 的重要性并没有被普遍认知，但它如同投入湖面的石子，引起阵阵涟漪。到 20 世纪 70 年代初期，与 NGF 及其他类似因子相关的大量研究得到报道时，人们才真正意识到 NGF 的创新性。诺贝尔奖获得者马丁·罗德贝尔（Martin Rodbell，1925—1998 年）在 1980 年总结细胞信号转导的机制时，提出假设：“细胞是一个控制论系统，由 3 个不同的分子组件组成：鉴别器、传感器和放大器。”细胞信号转导从此被理论化。细胞感知外界信号，信号由细胞内的各种处理器以明确定义的方式处理和解释。这些信息被整合并传递给靶分子触发生物学功能。在细胞信号转导领域大发展之后，1986 年，蒙塔尔奇尼和科恩由于“生长因子的发现”而分享诺贝尔生理学或医学奖。他们的工作为整个生物学开辟了新的研究领域，极大地拓展了对细胞间相互作用过程的理解与认识。人们逐渐地开始从细胞和分子层面去研究病变的可能机制，为各类疾病的治疗提供了新思路。

三、专业知识

受体酪氨酸激酶(receptor tyrosine kinase，RTK)是一类酶偶联受体，由 3 个部分组成：含有配体结合位点的细胞外结构域、单次跨膜的疏水 α 螺旋区和含有酪氨酸蛋白激酶活性的细胞内结构域。当有信号分子与受体的胞外结构域结合时，两个受体的细胞内结构域的尾部相互接触，使尾部的酪氨酸残基互相被磷酸化。细胞内信号蛋白同受体尾部磷酸化部位结合后被激活。信号复合物通过几种不同的信号转导途径扩大信号，激活细胞内一系列的生化反应或者整合不同胞外信息引起细胞的综合应答。

四、融入思政的教育元素

本章体现的是在恶劣条件下坚持科研的执着精神。蒙塔尔奇尼作为犹太人，在二战中受到严重威胁和制约，但她在艰苦条件下坚持科学研究，终于为她赴美作出更大贡献奠定了基础。

融入：在学习受体酪氨酸激酶结构特点的过程中，以讲述历史等形式带领学生理解科研工作所需的执着精神。

（郭　锋）

参考文献

［1］郭晓强.蒙塔尔奇尼：神经生长因子的发现者[N].中国社会科学报,2015-6-29(8).

［2］ABBOTT A. Neuroscience：one hundred years of Rita[J]. Nature,2009,458：564-567.

［3］CHAO M，Rita Levi-Montalcini：the story of an uncommon intellect and spirit [J]. Neuroscience，2013，252：431-437.

第十二章　死亡地图：霍乱与 G 蛋白的发现

一、目标

（一）教学目标
学习 G 蛋白的结构与作用机制，了解其临床应用。

（二）思政目标
了解约翰·斯诺对流行病学调查的科学态度和方法、吉尔曼等科学家对揭示细胞信号通路的巨大贡献。带领学生认识研究疾病的漫长进程，学习科学家前仆后继，不断地扩展知识边界的精神。

二、案例

19 世纪英国的工业化进程中，先后经历了 4 次大规模的霍乱流行。霍乱病人上吐下泻，轻则虚脱，重则脱水而死。死亡的病人眼睛凹陷，皮肤呈青蓝色，因此，霍乱也被称为"蓝死病"。在相当长的一段时间里，无论是医学精英，还是寻常百姓，大多认为污染的空气，即瘴气，是霍乱之源。应对霍乱传播的做法应是"以毒攻毒"，用燃烧劣质煤产生的浓烟来抵抗疫病。

伦敦的一名医生约翰·斯诺(John Snow，1813—1858 年)反对这个观点。为了追求真相，他成为了一名疾病侦探。1831 年，英格兰北部桑德兰市暴发霍乱时，年仅 18 岁的斯诺发现北方的煤矿中并没有很多病例，开始怀疑"空气传播论"。到 1848 年，一场霍乱夺走了伦敦 15 000 人的生命。斯诺出于医学直觉认为，如果霍乱由恶劣空气传播，病人的呼吸道及肺部应出现异常，而霍乱病人主要是胃肠道反应，是否可能与饮水或食物有关？在霍乱过后他发表了一篇论文《霍乱的传播模式》(On the Mode of Communication of Cholera)，论证霍乱是通过摄入被污染的水而传播的。文中列出了伦敦各区在 1848—1849 年霍乱的死亡率，最高的南区为 7.95‰，而最低的北区只有 1.10‰，这印证了供水的情况：南区供应的泰晤士河(River Thames)水比北区供应的水污染情况更严重。但此时，斯诺的研究并未得到医疗界关注。

1854 年,伦敦再次发生霍乱,夺走了 1 万多人的生命,泰晤士河以南的区域最为严重。8 月底,宽街(Broad Street)突然暴发霍乱,最终导致近千人死去。斯诺认为,宽街发生的霍乱是通过泵井传播的。19 世纪中期,伦敦的排水系统十分简陋。宽街由泵井提供井水,而排污主要是原始的污水坑和化粪池,还有很多未经处理的污水和粪便直接排入泰晤士河,用水条件恶劣。

为证实自己的猜测,斯诺在死亡登记处统计霍乱死者的信息,并追踪了宽街泵井附近的数百例病例,证实霍乱与该泵井之间存在关联,并在之前发表的论文基础上加以补充,写成一部长达 139 页的资料翔实的著作。斯诺还研究了反例:虽然波兰街济贫院的三面被充满霍乱死亡病例的房屋所围,但济贫院的 535 人中,只有 5 人死于霍乱,因为该济贫院里还有一个水井用来供水,无须去宽街取水。为了直观地弄清泵井与霍乱死亡之间的关系,斯诺还把每一例死亡病例都用一道短横线来标记,这张图后来以"霍乱死亡地图"或者"鬼地图"著称于世(图 12 - 1)。

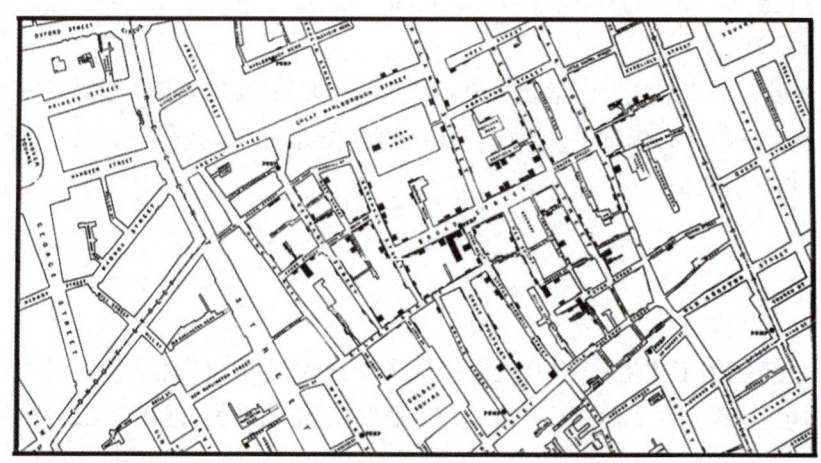

图 12 - 1　1854 年伦敦苏荷区霍乱病例地图

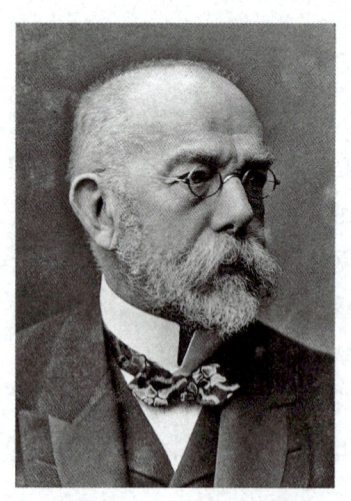

图 12 - 2　罗伯特·科克

1854 年 9 月 8 日,斯诺拆掉了宽街水泵的手柄,这有效地阻止了疫情,同时证明了他的理论。他是第一个使用地图和记录来为疾病溯源的人,打开了现代流行病学的大门。然而,仅有疾病侦探一人尚不足以改变人们的理念,还需要病原侦探协助寻找罪魁祸首。这方面,一位德国著名的医生,也是 1905 年诺贝尔生理学或医学奖获得者——罗伯特·科克(Robert Koch,1843—1910 年)无疑是最著名的猎手(图 12 - 2)。他发明了细菌照相法,首次发现炭疽热的病原体——炭疽杆菌,首次分离出伤寒沙门菌,首次分离出结核分枝杆菌,首次发现霍乱弧菌,首次发现鼠蚤传播鼠疫,首次发现采采蝇传播睡眠病……他留下的科克法则（Koch Postulates）更为著名：第一，这种微生物必须能够在患病动物组织内找到，而未患病的动物体内则找不到；第二，从患病动物体内分离的这种微生物能够在体外被纯化和培养；第三，经培养的微生物被转移至健康动物后，动物将表现出感染的征象；第四，受感染的健康动物体内又能分离出这种微生物。在科克忘我的工作下，1883年，他分离出霍乱弧菌，并确定霍乱只能通过不卫生的水或食物传播。至此，霍乱是通过水传播而非瘴气传播的科学知识才确立起来。斯诺的假设最终获得了科学证明，后人尊称其为英国"流行病学奠基者"。

尽管人们找到了霍乱的致病菌，也了解其造成瘟疫的方式和途径，但霍乱弧菌如何引起病证，令当时的科学家一筹莫展。直到一位药理学家的出现，令霍乱致病机制在分子水平上取得了里程碑式的突破。这位科学家叫阿尔弗雷德·古曼·吉尔曼（Alfred Goodman Gilman，1941—2015年）（图12-3）。

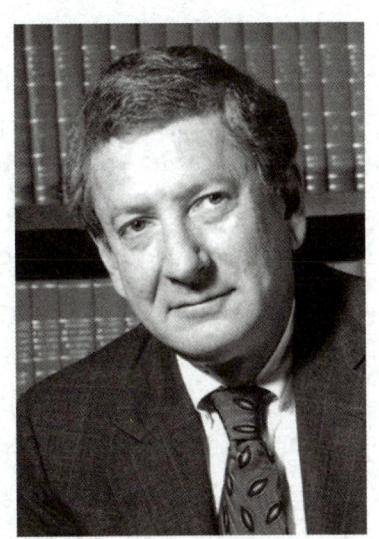

图12-3 阿尔弗雷德·古曼·吉尔曼

1941年，吉尔曼出生于美国康涅狄格州一个科学世家，其父亲是著名的药理学家阿尔弗雷德·吉尔曼一世，主编了经典的药理学教科书《治疗学的药理学基础》（*Goodman & Gilman's The Pharmacological Basis of Therapeutics*）。在编写这部经典教材的第二版时，吉尔曼已经意识到药理学已经变得过于宏大，他决定未来每5年修订一次教材，并召集大量专业领域出色的作者共同撰写。该教材如今已出版至第十三版，这部经典被学生们称作"蓝色圣经"。

小时候，吉尔曼喜欢去他父亲的实验室和纽约爱因斯坦医学院学习各种科学知识。1962年，在耶鲁大学获生物化学学位后，他参加了美国第一批医学博士项目。该项目由提出第二信使的诺贝尔奖获得者厄尔·威尔伯·萨瑟兰（Earl Wilbur Sutherland Jr，1915—1974年）主持。受此影响，吉尔曼对细胞信号转导机制产生了浓厚兴趣。在实验室中，他独立开发了一种检测环磷酸腺苷（cyclic adenosine monophosphate，cAMP）的技术，随即被广泛采用。完成博士项目后，吉尔曼前往维京大学任教。

当时，越来越多的研究报道了参与细胞信号传递的受体是细胞膜上的独立实体。在维京大学，吉尔曼专注于研究哺乳动物细胞膜将ATP转化为cAMP的机制。信息需要跨膜传递，就需要受体接受胞外激素刺激，并在胞质催化cAMP的合成。吉尔曼和他的博士后使用一种据报道缺乏腺苷酸环化酶的细胞系来研究这个问题。理论上，这种细胞膜表面有激素受体，内部没有腺苷酸环化酶。直接激素刺激应没有cAMP波动。但若加入有腺苷酸环化酶的细胞提取物，应该能够产生对激素敏感的cAMP波动。然而，经过一系列经典的实验，吉尔曼发现，这种细胞其实具有腺苷酸环化酶活性。真正起作用的是一种调节其活性的蛋白质。这种偶联了受体和腺苷酸环化酶的蛋白质成为实验室的关注焦点,而且人们很快发现,这是一种鸟苷酸结合蛋白,能够以 Gpp(NH)p 的形式激活腺苷酸环化酶。吉尔曼将其命名为 G 蛋白(后称 GTP 结合蛋白、鸟嘌呤核苷酸调节蛋白)。吉尔曼做出的深入的机制研究看似与疾病关系不大,但人们立刻认识到,G 蛋白将数百种细胞表面受体与质膜上的效应蛋白联系了起来。从酵母到人类,这一通用系统在各种生理、病理学状态中发挥着重要作用。若能有针对性地控制它,则可能对疾病进行治疗。

后续,吉尔曼及同事进一步的研究表明,霍乱是由霍乱弧菌附于小肠黏膜进行繁殖而引起的急性腹泻。其产生的霍乱毒素由 A、B 2 个亚基组成。其中 B 亚基可与细胞膜外的受体结合,而 A 亚基能穿过细胞膜,催化 Gs(G 蛋白的一种,能激活腺苷酸环化酶增加 cAMP 水平,另一种 G 蛋白是 Gi)的 α 亚基,使 α 亚基与 β、γ 亚基分离并与 GTP 结合。但此时 α 亚基丧失了 GTP 酶的活力,因而不能把 GTP 水解为 GDP,处于持续激活状态,导致腺苷酸环化酶持续激活,细胞中的 cAMP 大量增加,达正常值百倍以上。第二信使 cAMP 进一步促使大量的氯离子等从细胞排入肠腔。细胞内外渗透压失衡,水分进入肠腔,造成剧烈腹泻。至此,人们对霍乱的认识才日臻完善。

在吉尔曼发现 G 蛋白后的数十年间,细胞信号传导相关的研究日新月异。G 蛋白偶联受体也成为最重要的研究领域和药物靶点。吉尔曼重塑了我们对激素和药物作用的理解。1994 年,他与马丁·罗德贝尔(Martin Rodbell)分享了诺贝尔医学或生理学奖。在这一领域,还有多位科学家也因 G 蛋白及其受体相关的工作而获奖。然而,吉尔曼说,他最看重的工作是能够在第六、七、八版作为"蓝色圣经"的编者,参与他父亲发起的重要项目中去。吉尔曼的父亲对教科书的不断更新,代表了生命科学日新月异的知识体系。而吉尔曼作为一名广受爱戴的教师,他认为能够将自己的发现加入不断更新的教科书中,是一件人生幸事。

三、专业知识

G 蛋白偶联受体的工作机制:人体的视觉、味觉、嗅觉和触觉等重要生命活动需借助一类细胞受体大家族介导的信号转导,即 G 蛋白偶联受体。G 蛋白是 GTP 酶家族的成员之一,最早由罗德贝尔、吉尔曼等分离纯化。G 蛋白家族成员的共同特征:①由 α、β、γ 等 3 个不同的亚单位构成的异聚体;②具有结合 GTP 或 GDP 的能力,并具有 GTP 酶(GTPase)的活性,能将与之结合的 GTP 分解形成 GDP;③其本身的构象改变可进一步激活效应蛋白,使后者活化,实现把胞外信号向内传递。

静息状态下,G 蛋白以异三聚体的形式存在于细胞膜上,并与 GDP 相结合,与受体分离。当配体与受体结合,触发受体蛋白空间构象改变,与 G 蛋白 α 亚单位结合。这导致 α 亚单位与鸟苷酸的亲和力发生改变,转而与 GTP 结合。一方面,使 α 亚单位与 β、γ

亚单位分离,另一方面,促使与 GTP 结合的 α 亚单位从受体上游离,并调节效应蛋白的生物学活性。完成了信号传递作用的 α 亚单位同时具备 GTP 酶活性,能分解 GTP 生成 GDP。这诱导了 α 亚单位的构象改变,与效应蛋白分离,恢复到静息态。

四、融入思政的教育元素

(1) 疾病的认识是一个前赴后继的长期过程,需要一代代医学家、科学家不懈投入。

融入:讲述霍乱的研究历史,以案例方式介绍疾病研究的漫长进程及科学家的不懈投入。

(2) 认识教科书的不断更新过程,理解科学是不断覆盖更新的过程。吉尔曼获得诺贝尔奖,著作等身,但他更认可自己作为教科书主编的价值,即他的价值感在于不断更新人类的知识库。

融入:介绍吉尔曼父亲发起编写,已更新至第十三版的教科书。

(郭　锋)

参考文献

[1] GILMAN A G. Silver spoons and other personal reflections[J]. Ann Rev Pharm Tox,2012, 52 (1)：1-19.

[2] HASTINGS R C. Goodman and Gilman's the pharmacological basis of therapeutics[J]. JAMA,1996, 276 (12)：71-72,

[3] LEFKOWITZ R. Alfred Goodman Gilman (1941-2015) [J]. Nature,2016, 529：284.

第十三章　蛋白寻址：信号假说的提出

一、目标

（一）教学目标
掌握细胞内蛋白质合成后的转运机制。

（二）思政目标
了解昆特·布洛贝尔对阐明蛋白质转运机制做出的卓越贡献，鼓励学生学习他对科学事业的饱满热情和孜孜不倦的追求。

二、案例

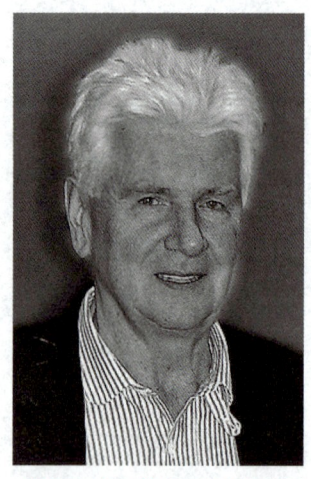

图 13-1　昆特·布洛贝尔

蛋白质是生命结构和功能的基础，每个成年人由约 30 万亿个细胞组成，每个细胞含有约 10 亿个蛋白质分子。蛋白质功能迥异，有些构成结构基础，有些催化代谢反应，有些负责遗传复制。它们分布在胞内各个角落，还可能被分泌到胞外，形成细胞外基质，或调控远端靶细胞。自 20 世纪 50 年代蛋白质的合成机器核糖体被发现后，一直困扰细胞生物学家的重要问题是细胞通过什么机制把合成的蛋白质运输到正确地点。50 多年前，生物学家昆特·布洛贝尔（Günter Blobel，1936—2018 年）为我们敲定了答案（图 13-1）。

1936 年，昆特·布洛贝尔出生于德国东部的乡村，他的父亲是一名兽医。从图宾根大学获得医学学位后，布洛贝尔发现自己对从医兴趣不高，反而对探索疾病的发生机制更为着迷。于是他来到美国威斯康辛大学攻读理学博士学位，并逐渐深入对细胞的结构功能研究。1967 年，布洛贝尔加入了纽约洛克菲勒大学做博士后，师从发现了核糖体的著名细胞生物学家乔治·帕拉德（George Palade，1912—2008 年）。当时帕拉德已经认识到了分泌蛋白的运输路线：

从核糖体合成起，首先进入内质网，进而转运至高尔基体，最终到达细胞膜之后被分泌出胞，但尚无人了解其中细节。布洛贝尔对蛋白进入内质网的机制产生了浓厚兴趣。1969年，帕拉德等提出了一个关键性问题：蛋白质转运的过程是发生在合成过程中，还是发生在合成之后？他们使用嘌呤霉素使得正在进行合成反应的核糖体从多肽链上脱离，结果发现，释放的多肽链无论多短，都是在膜内发现的。于是他们得出结论，蛋白质是一边合成，一边发生转位进入内质网的。此时，已获聘助理教授的布洛贝尔沿着这个思路，与合作者戴维·萨巴蒂尼（David Sabatini，1968—　　）证明了合成可溶性蛋白的核糖体没有特异性。在发表这些发现之前，他们凭直觉认为，核糖体是附着还是游离，取决于新生多肽链本身，而非核糖体之间的生化差异。他们进一步假设，这些信息可能编码在新生多肽中。在没有实验支持的情况下，他们提出了"信号假说"。包括3个步骤：第一，蛋白质的合成始于游离的核糖体；第二，蛋白质的氨基酸结构中有一个"信号序列"，负责靶向细胞膜；第三，向目标细胞膜内生产蛋白质。这一假说具有划时代的意义和极强的指导性。提出后，其他实验室很快报道了相符的实验结果。

在这之后的很长一段时间内，布洛贝尔为了完美验证假说，采用一个简单粗暴的穷举方式，将蛋白质合成活动中的各组分拆解并重组，想找到在细胞膜传递中起关键作用的组分。在大量的重复后，布洛贝尔终于观察到了第一个阳性信号。1975年，布洛贝尔发表了两篇具有里程碑意义的论文，通过在体外研究分离的粗面内质网。他发现，在刚合成的肽链上，存在着一个位于氨基末端的信号序列，这个序列参与了粗面内质网上的转位，在合成结束后终被除去。刚提出之时，"信号假说"存在许多争议，但在布洛贝尔实验室发表的一系列堪称优雅的论文后，科学家们达成了共识：细胞内合成的蛋白质如同工厂里生产的产品，蛋白质合成后需要运输到正确的地点。蛋白质中的信号肽就好比产品包装上的邮编，介导正确运输。若没有信号肽，蛋白会驻留在细胞质中。

1975年的论文发表后，布洛贝尔吸引到了重量级的国际合作者，他们一起对蛋白寻址进行大量机制研究，并将这一概念扩展到内质网以外的细胞器，包括发现信号识别颗粒（signal recognition particle，SRP）、鉴定转运的膜的组成、鉴定SRP的受体、分离出信号肽酶等。这些工作完善了信号肽理论。这段时间里，布洛贝尔实验室保持了极大的热情和团结，持续不断地获得很多优秀成果。实验室成员们在离开很久后，仍保持着良好的友谊。

布洛贝尔的"信号假说"解开了细胞生物学领域多年的未解之谜，通过将经典细胞生物学方法与分子生物学和生物化学相结合，彻底改变了细胞生物学过程。这些方法不但验证了他的假说，还证明了在无细胞系统中重建复杂细胞现象的可行性，之后被扩展到阐明囊泡转运等其他过程。1999年，由于"控制细胞内蛋白运输和定位的内部信号"的发现，布洛贝尔独享诺贝尔生理学或医学奖。在有关布洛贝尔的种种报道中，人们总能找到一个词——热情。特别是他对科学的热情，令人难忘且极具感染力。据他的博士后回忆，每次与布洛贝尔讨论研究课题时都感到自己在从事着拯救全人类的事业。每当有新的发现,布洛贝尔都会在办公室闭门谢客好几天,阅读海量文献,布局后续研究方案,这也正是从事科学研究所需要的重要特质。如果把科学研究比作是一列在知识荒原行驶的蒸汽列车的话,那么热情就是煤炭和水,为列车的前进提供源源不断的动力。

三、专业知识

蛋白质的分选:蛋白质一般在细胞质中开始合成,然后根据其氨基酸顺序中有无分选信号以及分选信号的种类被选择性地运送到细胞的不同部位。具有分选信号的蛋白质被运送到细胞核、线粒体和过氧化物酶体等细胞器中,没有分选信号的大多数蛋白质则留在细胞质中。

四、融入思政的教育元素

对科学的热忱:从事科学研究的一个重要特质是对科学的热情,热情驱动着像布洛贝尔一样的学者对科学问题孜孜不倦的探索与追求。

融入:讲述布洛贝尔实验室成员缅怀他的故事,展现因科学热忱带来的领袖气质。

(朱　顺)

参考文献

[1] 郭豫斌. 诺贝尔生理学或医学奖明星故事[M]. 西安:陕西人民出版社,2009.

[2] AITCHISON J D. Günter Blobel: Pioneer of molecular cell biology (1936-2018) [J]. J Cell Biol,2018, 217 (4): 1163-1167.

[3] SIMON S M. Günter Blobel (1936-2018) [J]. Cell,2018, 173(2):278-280.

第十四章　抗癌子弹：伊马替尼的发明

一、目标

（一）教学目标

学习细胞周期的概念、特点，以及细胞周期调控的机制。

（二）思政目标

了解布莱恩·德鲁克、尼古拉斯·莱登等科学家在寻找抑制癌细胞增殖药物的过程中所作的贡献，学习他们通力合作，为治愈白血病患者不懈追寻的精神。

二、案例

白血病的最早病例可追溯到19世纪。1845年，爱丁堡病理学家约翰·休斯·贝内特（John Hughes Bennett，1812—1875年）在《爱丁堡医学杂志》（*Edinburgh Medical Journal*）上报道了1例"脾脏和肝脏肥大，血液化脓导致死亡"的病人。鲁道夫·魏尔啸（Rudolf L. K. Virchow，1821—1902年）发表了一个非常类似的案例，并将其命名为白血病（leukemia）。1872年，厄恩斯特·纽曼（Ernst Neumann，1834—1918年）观察到白血病细胞起源于骨髓。在接下来的几十年时间里，科学家们成功地建立起了白血病的分类体系。然而，对于其发病机制研究却一筹莫展，也无从治疗。在众多白血病分类中，慢性粒细胞性白血病（chronic myeloid leukemia，CML）每年新增的患者占所有白血病例约15％，因其发病人数众多而成为研究的热点。

1960年，美国宾夕法尼亚大学医学院年轻的病理学家皮特·诺威尔（Peter Nowell，1928—2016年）致力于研究白血病细胞的染色体。由于他缺少相关经验，他找到在福克斯·蔡斯（Fox Chase）遗传学实验室的戴维·亨格福德（David Hungerford，1929—1993年）。亨格福德当时是博士生在读，正在撰写关于染色体的博士论文，他对人类染色体十分熟悉。在镜下，他敏锐地发现，95％的CML病人的白细胞中都有一条奇怪的染色体，这条染色体很短，不属于正常人23对染色体。由于这个发现是在费城做出的，他们把这条染色体称为"费城染色体"。费城染色体的发现在癌症研究领域具有重要意义，是一个里程碑式的事件,证明了癌症的遗传学基础。

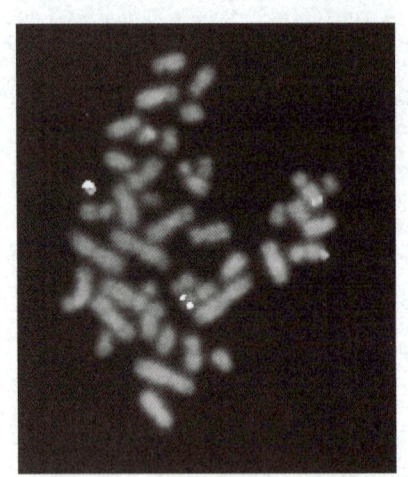

图 14 - 1   荧光原位杂交中呈现的阳性费城染色体的细胞

后续的研究告诉我们,费城染色体就是缩短的22号染色体。那么,22号染色体丢失的片段去了哪里? 1973 年,美国芝加哥大学的珍妮特·罗利(Janet Rowley, 1925—2013 年)发现,CML 病人白细胞的 9 号染色体上多出一个片段,这恰好就是费城染色体所缺少的那个。谜团终被解开,大多数CML 病人的染色体发生了变异:9 号染色体与 22 号染色体相互易位,产生了更长的 9 号及费城染色体(图 14 - 1)。这个现象又具有哪些意义呢? 人们发现,易位总是在特定位点发生,9 号染色体的 *ABL*基因的尾部被转移到 22 号染色体的 *BCR* 基因的头部,从而产生了融合型的 *BCR - ABL*(断裂点聚集区- Abelson 小鼠白血病病毒癌基因同源物)癌基

因。1986 年,美国麻省理工学院怀海德(Whitehead)生物医学研究所的戴维·巴尔的摩(David Baltimore, 1938—　　)等发现,癌基因 *BCR - ABL* 编码一种变异的酪氨酸蛋白激酶。正常人的 *ABL* 基因表达的酪氨酸激酶受上游调节因子的制衡,而 CML 病人的 *BCR - ABL* 表达的酪氨酸激酶缺乏制约,始终处在持续性激活状态,无限制地磷酸化下游底物蛋白,导致细胞无限制生长,发生血癌。诺威尔和罗利在 1998 年因为费城染色体的发现共同获得了拉斯克奖,很遗憾的是亨格福德此时已去世。

当 CML 的致病机制被明确,大家发现,过往用于治疗的药物基本无法真正减少骨髓中费城染色体阳性的细胞。既然致病机制是融合型激酶,能否针对这一点开发药物? 如果这种药物可以阻断致癌突变的影响,应该能够特异性地靶向癌细胞而不伤害正常细胞。这便是靶向药物治疗的原理。而第一个癌症的靶向药物治疗也就此呼之欲出了。20 世纪 90 年代,俄勒冈健康与科学大学的布莱恩·德鲁克(Brian Druker, 1955—　　)正是如此思考的。他推测,也许 CML 患者可以用阻断 *BCR - ABL* 的药物治疗。因为健康细胞没有 *BCR - ABL*,它们不应该受到这种治疗的影响。由于药物筛选的复杂性,他需要和化学家一起寻找这种药物。

1983 年,瑞士化工企业西巴-嘉基(Ciba-Geigy)新成立肿瘤部,希望整合制造化学分子的强大资源,创造治疗抗肿瘤的药物。这家公司是当今著名跨国药企诺华(Novartis)公司的前身。在 20 世纪 80 年代,人们对癌症药物研究并不看好,因为当时的化学药物疗效不佳,且难以改善患者的生活质量。因为蛋白激酶与癌细胞增殖密切相关,公司决定以蛋白激酶作为治疗癌症的靶标。然而,药理学家对这一策略持保留态度,主要原因是细胞中有上百种蛋白激酶参与细胞功能,药物可能作用于多种蛋白激酶而产生脱靶效应和不良反应。当时 CML 的潜在靶点酪氨酸激酶 *BCR - ABL* 已被发现,但并未被提

上药物研发日程。一方面，因为 CML 患者有限而研发成本高昂，另一方面，因为当时主流思路是寻找抑制癌细胞生长分裂相关的酪氨酸激酶药物，而不是以 BCR - ABL 酪氨酸激酶为靶点的小众药物。1988 年，化学家尼古拉斯·莱登（Nicholas Lydon，1957—　）进入公司的肿瘤部门负责酪氨酸激酶项目。莱登与德鲁克一拍即合，把 BCR - ABL 作为酪氨酸激酶药物开发计划的靶标，把 CML 作为酪氨酸激酶药物治疗的第一种疾病。

设计 BCR - ABL 激酶的特异性抑制剂在当时的技术条件下是一项巨大的挑战。莱登和他的小组把攻关重点放在了 BCR - ABL 激酶的"ATP 结合口袋"。通过计算机辅助设计和化合物库筛选的方法日夜不停地寻找潜在的 BCR - ABL 激酶抑制剂。他们合成其中成药性高的一些化合物，并通过磷酸化实验测试这些化合物能否抑制 BCR - ABL 激酶对底物的磷酸化。在 1993 年初的一天，细胞实验发现一种化合物，可有效抑制 BCR - ABL 激酶活性，这种化合物被命名为 STI571，也就是后来的伊马替尼（Imatinb）。

莱登与德鲁克作为基础研究人员，和研究 BCR - ABL 近 10 年的临床医生查尔斯·索耶斯（Charles Sawyers，1959—　）组成了三人小组，进行了该药物的临床试验。1998 年，团队在一期临床试验中测试了他们的新药，结果令人震惊。德鲁克在回忆中谈道："对很多患者来说，伊马替尼简直超乎想象。这些曾经垂死的病人开始起床，跳舞，去远足，做瑜伽。"许多患者被完全治愈。试验 5 年后，这项试验中 98％的病人仍处在缓解期。2001 年，美国食品和药物管理局（Food and Drug Administration，FDA）以异乎寻常的速度批准了伊马替尼用于治疗费城染色体阳性的 CML 患者。如今，在伊马替尼治疗后，CML 患者的预期生存寿命与健康人相同。伊马替尼的发明没有令科学家停下脚步，索耶斯和他的同事接着解开了为什么有些患者对伊马替尼产生抗药性的谜团。他们发现，这些人携带了使 BCR - ABL 变异的突变。因此，伊马替尼不能再阻断它。这一发现催生了一种新药物达沙替尼（Dasatinib），它以略微不同的方式影响 BCR - ABL，干扰突变的激酶，进一步提高了患者生存率。2009 年，这三人共同获得拉斯克奖。

伊马替尼的成功研发离不开科学家、药理学家和医学家的通力合作。在研发过程前期发现 CML 中的染色体变异种下了新药的种子。后期大量科学家对其进行机制研究为药物产生铺平了道路。德鲁克和莱登在药学层面找到这颗子弹，而他们和索耶斯的临床工作证明了这颗子弹的出色能力。如果没有这些科学家的各司其职、通力合作，就没有伊马替尼的诞生。除了极大地改善 CML 患者的预后，伊马替尼的横空出世也帮助学界认识到了靶向治疗的重要性，代表了一种革命性的治疗策略。它像一颗神奇的抗癌子弹，射向 CML 靶标。从它开始，癌症治疗开始向精准医学方法转变。

三、专业知识

细胞增殖：细胞增殖是细胞通过生长和分裂获得和母细胞一样遗传特性的子细胞，

而使细胞数目成倍增加的过程。细胞的增殖周期中,有丝分裂过程只占很短的时间,而绝大部分是细胞的生长期,即分裂间期(interphase)。

四、融入思政的教育元素

本章内容体现了通力合作的精神。伊马替尼的成功研发离不开科学家、药理学家和医学家的通力合作。从费城染色体的发现到 2001 年伊马替尼面世,经历了大量学者历经 40 年对现象、机制、药理、临床等多方面进展,才得到一个优秀的上市药物。

融入:通过讲述伊马替尼的故事,阐明科学中的合作精神和为患者福祉不懈努力的精神。

(朱　顺)

参考文献

[1] GOLDMAN J M. Chronic myeloid leukemia:a historical perspective[J]. Semin Hematol,2010,47(4):302-11.

[2] LONGO D L. Imatinib changed everything[J]. N Engl J Med,2017,376(10):982-983.

[3] VASELLA D. Magic cancer bullet:how a tiny orange pill may rewrite medical history[M]. New York:Harper Business,2003.

第十五章　小材大用：线虫作为模式生物

一、目标

（一）教学目标
学习程序性细胞死亡的过程，细胞死亡时出现的形态与生化变化及其调控因素。

（二）思政目标
了解悉尼·布伦纳等科学家对揭示细胞死亡机制的巨大贡献。通过布伦纳选择线虫作为模式生物的故事，鼓励学生怀抱敢于创新的精神。通过约翰·苏尔斯顿计数细胞发现程序性细胞死亡，勉励学生秉持认真踏实的品质。

二、案例

细胞生物学的发展离不开模式生物。通过一种选定的生物物种进行研究，从而揭示生命的普遍规律，该种选定的生物物种就叫做模式生物。在细胞生物学发展史上，为了理解生命活动的共性，各类模式生物为科学研究贡献了各自的巨大力量。常用的模式生物包括大肠埃希菌、酿酒酵母、拟南芥、秀丽隐杆线虫、海胆、果蝇、斑马鱼和小鼠等。模式生物需要满足一定的条件：首先，需要有一定的代表性，能够代表复杂生物界的某一大类群。其次，要在适合的实验室条件下，容易被饲养和繁殖。第三，其遗传背景应该清晰，便于比较。第四，容易进行特定的实验操作，有利于发现新现象。在基础医学研究领域，并非越接近人的模式生物越受欢迎，由于生物进化的保守性，从简单生物得到的信息往往适用于人类。在科学发展史上，选对了模式生物，经常可达到事半功倍的效果。

在前面提到的模式生物中，最晚提出的是秀丽隐杆线虫（Caenorhabditis elegans）。以其为模式生物的研究从 20 世纪 60 年代开始，至今已发展壮大成为一个全新的领域，在发育、衰老、遗传和动物行为等领域愈发体现出它的重要性。直接使用线虫进行的研究已经 3 次获得诺贝尔奖。这种线虫最早在 1900 年于土壤中发现，成虫长仅 1 mm，生命周期大约 3 天，以大肠埃希菌为食，易于在实验室大量培养，还可以以冷冻形式储存。在 1963 年，出生于南非的分子生物学家悉尼·布伦纳（Sydney Brenner，1927—2019

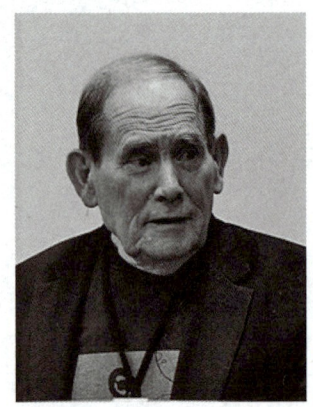

图 15 - 1　悉尼·布伦纳

年)(图 15 - 1)提出,秀丽隐杆线虫是一种可用的模式生物。他认为要解决基因如何制订复杂的生物结构,是生命科学领域悬而未决的重要问题,需要一种易于操作、可精确定义的多细胞真核生物。而秀丽隐杆线虫恰好符合这些条件。这个决定,为他和另外两位科学家带来了细胞程序性死亡的重要发现,并让他们获得了 2002 年的诺贝尔生理学或医学奖。

1927 年,布伦纳出生于南非一个贫穷的移民家庭,由于天分,他获得了奖学金支持他进入约翰内斯堡的医学院,并在 1952 年,前往牛津大学攻读博士学位。1953 年,沃森和克里克在剑桥大学解析了 DNA 的结构,布伦纳成为最早一批了解双螺旋结构的人。在他看来,这个模型是理解生物学问题的关键,未来的生物学研究将进入分子时代。此后,布伦纳加入了剑桥大学卡文迪许(Cavendish)实验室,和克里克一起开展分子生物学研究。他们尝试使用噬菌体破解遗传密码,在一系列研究中作出了重要贡献,包括发现信使 RNA、阐述三联密码子和报道移码突变现象等。

随着遗传密码的完全破译,布伦纳的研究方向由分子转移到生物体。布伦纳对多细胞生物体的神经网络和发育感兴趣。但哺乳动物的结构过于复杂,若能找到一种像噬菌体一样能在实验室快速大量繁殖、仅有少量神经细胞、便于研究、身体足够小、能利用透射电子显微镜观察神经细胞、能用遗传学手段研究、最好能雌雄同体的生物,则再好不过了。现有的单细胞模式生物无法研究器官发育和不同细胞之间的相互作用,而在使用中的多细胞模式生物则过于复杂,甚至连果蝇的神经结构也过于复杂,难以观察其神经细胞。经过多方寻找,布伦纳确定将秀丽隐杆线虫作为实验对象。线虫除了前述的特征外,其全身透明,成虫的细胞数目恒定地保持在 959 个,可以直接在电子显微镜下识别。在布伦纳的计划里,他要鉴别线虫身体里的每一个细胞,并跟踪每一个细胞的分裂情况,确定由单个细胞形成的后代细胞谱系,并分离突变体,以便将基因分析与细胞分裂、分化和器官发育联系起来,找到基因控制身体发育的机制。这是一项优美而宏大的工程。

1967 年,布伦纳开始了线虫的突变筛选。通过诱变,获得不同表型突变体。他一边进行线虫的遗传学分析,一边通过透射电子显微镜分析线虫的神经细胞及轴突走向。1974 年,布伦纳的研究团队共找到 300 余个突变体,涉及 6 条染色体上的 97 个基因位点。并用电子显微镜分析线虫的神经细胞生长和定位,确定了线虫由 302 个神经元组成,并绘制了完整的神经系统线路图。1969 年,约翰·苏尔斯顿(John Sulston,1942—2018 年)(图 15 - 2)加入布伦纳的研究团队。通过研究

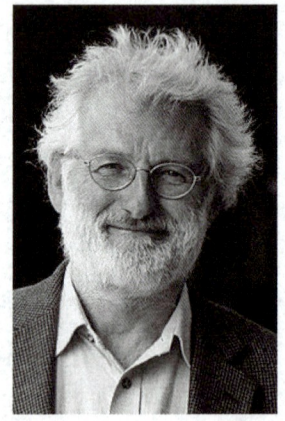

图 15 - 2　约翰·苏尔斯顿

线虫,苏尔斯顿惊讶地发现成体线虫比刚孵化的幼虫多了几对神经元,这违背了当时认为线虫的发育在孵化后就停止的主流观点,于是苏尔斯顿便开始追踪线虫孵化后的细胞发育谱系。1974年,罗伯特·霍维茨(Robert Horvitz,1947—)也加入了布伦纳领导下的实验室,与苏尔斯顿一起绘制了线虫孵化后的全部细胞谱系。在新技术尚未成熟的探索时期,苏尔斯顿要如何一个个确定并绘制这些细胞的谱系图呢? 他仅靠显微镜下肉眼计数这上千个细胞,并把每个细胞的谱系和位置都绘制出来。这一方面得益于线虫紧凑的身体结构和极为有限的细胞数量,令逐个细胞追踪线虫的发育进程成为可行;另一方面有赖于他认真踏实、一丝不苟的工作作风。

苏尔斯顿的研究表明,每个线虫都经历了完全相同的细胞分裂和分化程序。他和霍维茨发现,随着一次次从幼虫发育为成虫,总是有131个细胞会经历死亡且被消除,这不可能是偶然的。这一发现是第一次在活体生物中检测到的细胞程序性死亡。这是一种在发育过程中受触发因素刺激,导致细胞自我毁灭并消失的现象。霍维茨之后回到美国麻省理工学院,继续利用线虫研究程序性细胞死亡现象,并取得了机制上的重大突破。他设计了一系列遗传突变实验寻找哪些基因可控制线虫中发生的131次细胞死亡,发现了两个可以开启细胞死亡进程的"死亡基因",即"Ced-3"和"Ced-4"。后来,又找到另一种基因Ced-9,它通过与Ced-4和Ced-3的拮抗作用来防止细胞死亡。随后,霍维茨证明了这种细胞死亡途径在包括人的各类动物中是普遍存在的。如今,人们认识到,细胞必须以正确的方式和正确的时间在发育过程中进行分裂、分化和死亡,才能产生正确的细胞类型。程序性细胞死亡的异常会导致肿瘤、神经退行性疾病等问题。从微小的线虫那里获得的知识足以改变人类对疾病、对生命的看法。为此,2002年诺贝尔生理学或医学奖被共同授予布伦纳、苏尔斯顿和霍维茨。而他们的发现都源自这个不到1mm的小虫子。

线虫是世界上第一个被阐明所有体细胞发育谱系和神经元相互作用的多细胞生物(图15-3)。如今,研究线虫的科学家已经形成了社区。他们除了自己构建新编辑的线虫虫株,还在实验室之间免费分享虫株,推动科学社群的发展。他们还成立了一系列

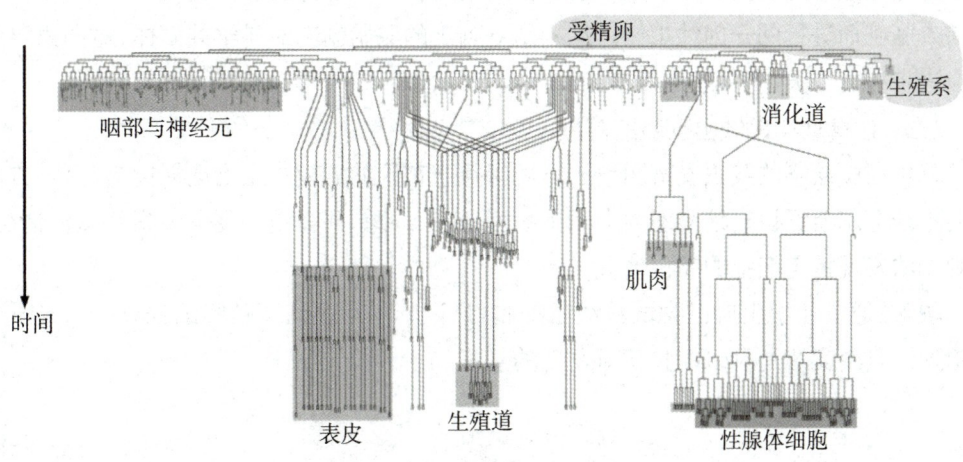

图15-3 线虫的完整细胞谱系图

公益性的研究机构。社区里平等交流的学术氛围继承了早期建设者们的开放、包容的心态。线虫这个生命科学研究的新宠正在生命科学研究中起着巨大的作用。

三、专业知识

（一）细胞凋亡

细胞凋亡是级联式基因表达的结果。已经发现多种基因编码的产物参与凋亡的发生与调控。细胞内部的基因直接调控凋亡的发生和发展，细胞外部因素通过信号转导通路影响细胞内基因的表达，间接调控细胞的凋亡。

（二）调控细胞凋亡的相关蛋白

哺乳动物中与线虫主要死亡基因产物对应的同源物，包括胱天蛋白酶（caspase）家族和 Bcl - 2 蛋白家族。

在正常细胞中，胱天蛋白酶是以无活性状态的酶原形式存在，细胞接受凋亡信号刺激后，酶原分子在特异的天冬氨酸残基位点被切割，形成有活性的胱天蛋白酶四聚体，并切割其下游胱天蛋白酶酶原，使得凋亡信号在短时间内迅速扩大并传递到整个细胞，产生凋亡效应。Bcl - 2 蛋白家族可分两类：一类是抑制凋亡的 Bcl - 2 等，能阻止线粒体外膜的通透化，保护细胞免于凋亡；另一类是促进细胞凋亡的 Bax、Bak 等，能够促进线粒体外膜的通透化，促进细胞凋亡。

四、融入思政的教育元素

（一）从 0 到 1 的原始创新

布伦纳前瞻性地建立了线虫模型，并提携苏尔斯顿与霍维茨，让他们做出了重要突破，最终构建了一个研究领域。

融入：通过案例讲述，让学生了解布伦纳前无古人地选择线虫作为模式生物，是一项无前人基础而进行的开创性工作。这种从 0 到 1 的原始创新对科学共同体、对国家科学事业进步有着巨大的贡献。

（二）认真踏实是做出创新的基础

苏尔斯顿绘制的线虫发育图谱一方面得益于布伦纳的模式生物选择恰当，另一方面也离不开苏尔斯顿认真踏实地为上千个细胞命名、寻踪，并在镜下逐个观察其发育情况，否则无法发现特定细胞的死亡情况。

融入：通过让学生自己尝试数线虫细胞，认识苏尔斯顿认真踏实的程度。引导学生认识到认真踏实才是科研中收获新发现的基石。

（郭　锋）

参考文献

[1] DANGGEN K. Sydney Brenner：the tamer of an elegant worm[J]. Resonance，2019，24（10）：1061-1069.

[2] HODGKIN J. Biography：from grasshopper to grand old man[J]. Nature，2010，467：396-397.

[3] KIMBLE J. The 2000 George W. Beadle Medal. John Sulston and Robert Waterston[J]. Genetics，2001，157（2）：467-468.

[4] WATTS G. Sydney Brenner[J]. Lancet，2019，393：2032.

第十六章　时光倒流：诱导型多能干细胞的发展历程

一、目标

（一）教学目标

掌握干细胞的生物学特点，了解诱导型多能干细胞的发展历程及干细胞的潜在应用价值。

（二）思政目标

了解动物克隆和器官移植的现状，学习山中伸弥的创造性发现。督促学生建立遵守学术道德规范，尊重相关伦理法律法规的意识。

二、案例

长期以来，人们对于受精卵通过分化发育为成体动物的过程感到着迷。在这个过程中，似乎一旦细胞接受其分化的命运，就不会恢复到具有多种潜能的状态。20 世纪早期的流行观点认为，成熟细胞永久性地处于分化状态，细胞分化是一个单向过程。一个神经元没有必要知道胰岛细胞如何分泌胰岛素，而一个皮肤细胞也无须像肌肉细胞那样能够收缩。人们认为，分化的细胞可能在分化时抛弃基因，或者虽然保留了完整的基因，但不可逆地永久关闭了其中一些。20 世纪 50 年代，英国科学家约翰·格登（John Gurdon，1933—　　）（图 16 - 1）用核移植的方法，将爪蟾卵细胞内的细胞核换为胚胎晚期的细胞核，形成的新细胞可发育为正常青蛙。这证明了细胞没有抛弃基因，更证明了分化的细胞核的基因并非不可逆，在一定情况下可以逆转为原始的多潜能状态。他所使用的体细胞核移植技术被逐步应用于各类动物，也提出了干细胞的临床应用潜力。若为衰老或者受伤的组织构建可替代的细胞库，将有可能革命性地改变医疗实践。

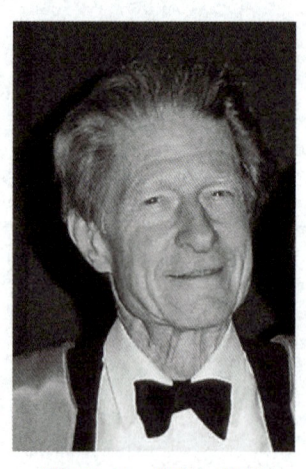

图 16 - 1　约翰·格登

　　但是，构建人类的干细胞库充满挑战，若使用人的天然干细胞，例如胚胎干细胞，理论上可以治疗许多疾病。人体中几乎所有的成熟体细胞都是由胚胎干细胞分化来的，而胚胎干细胞则有发育成各种体细胞的潜力。然而，胚胎干细胞要从人自然形成的囊胚中获取。若使用体细胞核移植技术，则需要获得人类卵子，形成人类囊胚后获取。无论哪种方法都会导致胚胎不能正常发育，有重大的伦理挑战，在技术上也十分困难。因此，格登的工作更多是从理念上开辟了干细胞治疗的领域。这一科学领域呼吁一种便捷可行、没有伦理障碍的方法，从而推动人类健康。

　　2006 年，日本科学家山中伸弥（Shinya Yamanaka，1962—　　）（图 16 - 2）用一种前所未有的方式结束了胚胎干细胞研究领域旷日持久的伦理之争。他证明，通过简单地引入 4 个因子，人类已分化的普通体细胞，如皮肤细胞，就可实现重返多能态。这样的干细胞被称为做诱导型多能干细胞。

　　1962 年，山中伸弥出生于日本大阪。他在父亲的建议下报考了医学院，毕业后成为一名外科医生。因种种原因令他从医生转行为科研工作者。在学习了分子遗传学技术后，他前往美国的研究所工作，学会了小鼠胚胎干细胞培养和基因编辑技术。1998

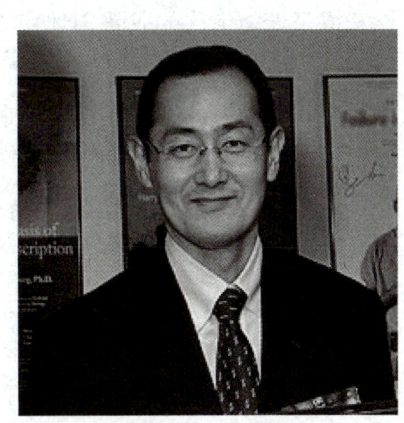

图 16 - 2　山中伸弥

年，美国科学家詹姆斯·汤姆森（James A. Thomson，1958—　　）成功地从人类囊胚中获得了人胚胎干细胞，这让山中伸弥看到了干细胞治疗的光明前景。为了解决干细胞治疗面临的重重障碍，1999 年，山中伸弥开始思考一种绕开这些障碍的细胞核重编程方法。之前已有科学家证明，导入特定基因可将某种细胞转为另一种细胞。山中伸弥认为，如果完全分化的细胞核通过导入卵子可以重启，而导入特定基因可以调节这个进程，那么导入一系列的特定因子可能将已分化的细胞核重编程到胚胎状态。这个过程不需要核移植，而是将已有的核进行重新编程，就好像时光倒流一般。这种方法是否真的存在？如何找到这种重编程方法？山中伸弥和他的研究生搜索整理了干细胞研究领域，筛选出 24 个候选基因。这些基因都是在胚胎干细胞中活跃表达，而在体细胞中几乎完全失活。他不断地用小鼠成纤维细胞尝试，用反转录病毒导入不同的候选基因，希望能诱导出多能性。在一次性导入所有 24 个基因的混合物后，他们在培养皿中观察到了类似于干细胞的细胞。这些细胞移植到裸鼠体内可形成畸胎瘤，证实了细胞的多能性。他们进一步尝试各种组合，最终将这份清单减少到 4 个：$Oct3/4$、$Sox2$、$Klf4$ 和 $c-Myc$。用这 4 个转录因子，可以将体细胞逆转为诱导型多能干细胞。2006 年，他的论文在《细胞》（Cell）上成功发表，全球科学界为之轰动。麻省理工和哈佛的实验室都证明了该方法的有效性。一年后他利用同源的基因在人成纤维细胞中诱导了多能干细胞。这项工作立刻得到了全世界的关注。

诱导型多能干细胞能像胚胎干细胞一样稳定生长,在药物和临床应用方面具有巨大的潜力。自体诱导型多能干细胞可能用来修复组织损伤,没有胚胎伦理的顾虑。而病人特异性的诱导型多能干细胞可以用来制造疾病模型,测试疗法。2013年,日本科学家们使用这类干细胞在小鼠体内生成具有结构和功能的人类肝脏,为器官替代疗法打下基础。山中伸弥的重要工作立刻得到了世界学界的认可,他于2009年与格登共同获得拉斯克奖,并于2012年共同获得诺贝尔生理学或医学奖。

山中伸弥是诱导型多能干细胞领域的开创者,但他在尝试细胞疗法时非常谨慎。虽然获得了无与伦比的成就,但他清晰地认识到,这一领域用于细胞治疗仍面临巨大的挑战。这主要是由于这类干细胞可能通过不正确的分化扩增模式诱导出畸胎瘤或其他肿瘤,同时,同种异体移植还可能带来免疫排斥等伤害。在他的带领下,干细胞治疗被小规模地、逐步地应用于临床试验,但离安全的广泛使用还为时尚早。

然而,在干细胞及其治疗具有重大科学意义和产业化前景的浪潮之下,有些参与的科研工作者却丧失了科研的初心。2014年1月29日,在《自然》(*Nature*)杂志上同期发表了两篇论文,其第一作者均是日本青年学者小保方晴子(Haruko Obokata,1983—　)。第一篇论文汇报了亚致死量的外界刺激导致的多能性,第二篇论文报告利用这种细胞可以与胚胎干细胞形成有功能的嵌合体。这种刺激是如此简单,只需将细胞浸没在弱酸性环境中,既不需要核转移,也不需要遗传操作。这两篇论文在学界引起了轩然大波,人们在论文中发现了疑点,并且在其他实验室无法重复这一实验结果。在学界的巨大压力下,小保方晴子无法继续她的工作,论文被撤回,博士学位被取消,其导师也在巨大的压力下自杀。在中国,各类干细胞的概念也脱离了科学界,在干细胞治疗领域出现了种种乱象。在大量非法广告的轰炸下,干细胞领域在大众面前成了噱头。2021年6月,国家市场监督总局广监司发布《关于加强干细胞广告监管的工作提示》,开始介入利用干细胞概念的营销。在轰轰烈烈的科学风潮和商业浪潮前,能否守住科研的底线,也成了摆在干细胞领域科学家面前的选择题。在这方面,山中伸弥的稳健态度和科研规范值得我们借鉴。

三、专业知识

诱导型多能干细胞的建立主要包括3个主要步骤:将多能性相关基因导入已分化细胞中;通过药物或形态学特征对转染的细胞进行筛选;对细胞进行鉴定,证明其多能性。诱导型多能干细胞的建立方法在不断完善中,它对未来医学研究和临床应用具有很大价值。

四、融入思政的教育元素

(一) 培养百折不挠的毅力
高风险、高成本的实验在遭受多次实验失败后,山中伸弥依旧努力探索,最终取得成功。

融入：在学习诱导型多能干细胞制作方法与原理时，以故事讲述等形式让学生学习到山中伸弥的艰辛工作及其带来的重大意义。

(二) 遵守学术道德规范,尊重相关伦理法规

诱导型多能干细胞可解决诸多伦理问题，它的发现也是科研工作者进行自我道德约束、遵守科研伦理原则的必然结果。若不遵守学术道德规范，除了自身身败名裂，还可能对科学界、对医学领域造成伤害。

融入：在学习诱导型多能干细胞的临床应用价值时，讨论小保方晴子的做法带来的后果及其对干细胞领域的伤害。树立学生遵守学术道德规范，尊重相关伦理法规的价值观。

（郭　锋）

参考文献

［1］倪伟波. 山中伸弥：任何失败都是机会[J]. 科学新闻，2018，(12)：72-74.

［2］NAIR P. Profile of Shinya Yamanaka[J]. Proce Natio Acade Scien，2012，109 (24)：9223-9225.

［3］TAKAHASHI K. Induction of pluripotent stem cells from adult human fibroblasts by defined factors[J]. Cell，2007，131 (5)：861-872.

第三篇

细胞生物学发展史中的华人风采

一、目标

（一）教学目标

学习细胞分化和干细胞的概念、特点和作用。

（二）思政目标

了解童第周在胚胎发育领域作出的巨大贡献，鼓励学生以他为榜样，学习他在科学研究上克服困难、持之以恒的精神。

二、案例

1997年2月27日，《自然》（*Nature*）杂志宣告克隆羊多莉诞生，世界为之震惊。《科学》（*Science*）杂志认为多莉是当年的"年度突破"。由于其创新性和话题性，新闻媒体对于多莉的报道更是铺天盖地。显然，1997年是"克隆之年"。然而，多莉并不是第一个被克隆出来的动物。克隆的种子早在19世纪就已种下。

想要复制一个有机生命体，我们需要了解细胞在发育过程中是如何分化的。一个受精卵可以产生多样的细胞，其功能也愈发专门化。生物学家对其机制的探索从未停止。19世纪末，奥古斯特·魏斯曼（August Weismann，1834—1914年）认为，分化是由细胞分裂时基因组按不同原则分割导致的。德国人威廉·鲁克斯（Wilhelm Roux，1850—1924年）在1888年的实验中，杀死了两栖动物卵裂期二细胞胚中的一个细胞，发现胚胎发育受到严重影响，得到了"半个个体"。因此，当时科学家认为在细胞复制过程中应有基因丢失，但这一理念被汉斯·德里施（Hans Driesch，1867—1941年）推翻了。他发现，若将海胆胚胎卵裂球的两个细胞分离，每个细胞都会形成完整胚胎，在两栖类动物的胚胎上也能得到相同结果，鲁克斯的实验结果可能是由于死亡的胚盘产生的抑制作用。学界由此认为细胞分裂过程中基因并未减少，而是被复制。但在当时，科学家们并未意识到这对于复制生命意味着什么。

如果细胞分裂过程中，保留着和合子一样完整的基因组，既没有丢失，也没有不可逆地抑制，那么任何一个细胞在理论上都可能通过某些操作回到全能的合子状态。这个理论当然需要实验证实。首次成功的核移植实验由英国科学家罗伯特·布里格斯(Robert Briggs，1911—1983 年)完成。1952 年，布里格斯和托马斯·金(Thomas King，1921—2000 年)完成了在蛙类未受精卵细胞和发育中的胚胎细胞之间的核移植，结果证实移植成功的卵细胞能够发育成正常的青蛙。他们还发现，使用相对更晚期的胚胎细胞，移植后的卵细胞不能获得全能性。他们推测，在胚胎发育过程中，细胞核可能丢失了部分基因，或者不可逆地抑制了部分基因的表达。这一论点被英国科学家约翰·格登(John Gurdon，1933—)推翻了。在非洲爪蟾中，格登发现胚胎晚期的细胞核同样能够使得移植后的卵细胞获得全能性。这是对克隆原理的早期探索。而格登也因发现成熟细胞可能被重编程成为多能细胞而终获 2012 年诺贝尔生理学或医学奖。

从他们的工作开始，全世界科学家很快进入克隆领域，证实囊胚核全能性在两栖动物上也同样存在。核移植的先驱们用一种轻描淡写的方式叙述他们的发现："虽然核移植的方法对于核分化的研究应该是有价值的，但也可能有其他用途。"实际上，克隆技术的发展在医学上，对揭示生命本质、探索发育过程、生产转基因生物、开发组织替代疗法等领域具有重要意义。在这一技术发展过程中，有一位中国科学家走在了世界的前列。

1902 年，童第周(图 17 - 1)出生于浙江省鄞县(今宁波市鄞州区)。年幼的童第周充满好奇，在父亲的教导下，他成为了一个坚忍不拔的探索者。20 世纪 20 年代，童第周考入宁波效实中学，刚入学时，成绩在班里排倒数第一。但童第周每晚坚持借路灯看书，极为刻苦，仅半年就名列前茅。校长感慨："我当了多年校长，从没看到过进步这么快的学生。"童第周也回忆到："在效实中学的时光对我一生有很大影响，让我明白自己并不比别人笨，别人能做到的，我经过努力也一定能做到。"

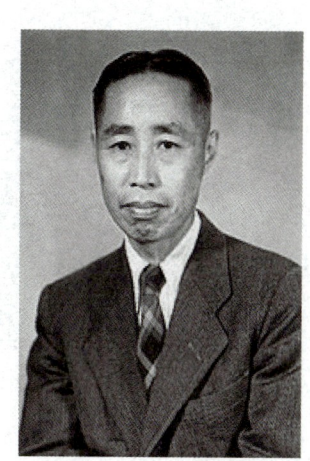

图 17 - 1 童第周

1930 年，童第周毕业于复旦大学生物系，之后前往比利时布鲁塞尔大学攻读博士学位。恰逢其导师做蛙卵试验，需把卵子外面一层薄膜剥掉，但由于蛙卵太小难以成功。童第周接手工作后，敏锐的双眼和灵巧的双手让他顺利地完成试验。他进一步研究蛙卵受精面与对称面的关系，证明对称面不完全取决于受精面。在海鞘发育研究中，他证明卵子中器官形成信号已有一定的预分布，精子的进入对此没有决定性影响。童第周在胚胎学领域做出了开创性成果，1934 年毕业后毅然回国，在山东大学任教，成为中国实验胚胎学的奠基人。

1937 年，抗日战争全面爆发，大批院校内迁，童第周在颠沛流离中依然坚持胚胎学研究。为了科学，他贷款购入一台显微镜，直到 11 年后才在国家的帮助下还清债务。这台珍贵的显微镜现在被收藏在中国科学院海洋研究所。

　　童第周的一个重要研究方向是文昌鱼的胚胎发育。1935 年,他在青岛时意外发现了文昌鱼,并成功地实现了文昌鱼的饲养和孵化,又进一步解决了人工授精问题。童第周日夜相继,用极细的玻璃丝在文昌鱼卵上娴熟地进行实验,研究了文昌鱼的卵子发育过程,绘制了器官预定形成的分布图谱,为文昌鱼的系统胚胎发育研究奠定了基础。童第周的另一个重要研究方向是异种核移植。20 世纪 60 年代初,童第周首次在鱼类中进行细胞核异种移植。他将鲤鱼的囊胚细胞核移入鲫鱼的去核卵细胞,或者反过来将鲫鱼的囊胚细胞核移入鲤鱼的去核卵细胞,经反复尝试,最终培育出了第一条异种核移植的杂交鱼,证明了脊椎动物远缘物种间的细胞核和细胞质的可兼容性,证实了异种克隆的可能性。1980 年,童第周等报告在中国成功获得了第一批具有"发育全能性"的克隆鱼;1981 年,中国科学院水生生物研究所的科学家用成年鲫鱼的肾脏细胞克隆出一条鱼,证明成年鱼的体细胞也可去分化和再程序化。

　　鱼类克隆和异种核移植是这个领域重要的工作,但在当时中外交流极为有限的科学界被低估了,直到多莉羊出生,才逐渐有科学史研究者关注到这项工作的重要意义。虽然外国科学家极少有人了解到这项工作,但在中国,童第周仍引领了核移植研究并鼓舞了大量的青年科学家投身这一领域。

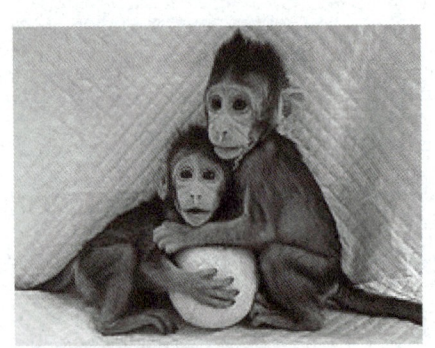

图 17-2　中中和华华

2018 年 2 月,《细胞》(*Cell*)杂志以封面形式报道了中国科学院神经科学研究所利用食蟹猴胎儿皮肤成纤维细胞核移植获得的克隆猴"中中"和"华华"(图 17-2),解决了灵长类动物难以进行体细胞核移植的问题。实际上,核移植本身并不困难,但建成的猴胚胎干细胞和人胚胎干细胞发育能力十分有限。这是因为灵长类动物具有较高的重编程抗性。在基因组特殊区域富集着一类组蛋白甲基化修饰,阻碍了具有多分化潜能调控功能的基因表达,使得移植即使成功,胚胎发育也严重受阻。中国科学家们向卵细胞中引入表观遗传修饰的调节因子,去除这类组蛋白甲基化修饰,能够提高重构卵细胞的重编程效率和发育分化能力,最终提高核移植的成功率。这项工作不负众望,是以童第周为代表的中国胚胎学家们多年奋斗中的重要篇章。

　　童第周凭借坚韧的毅力,完成中国胚胎学的奠基性工作,并感召了中国科学家投入克隆技术的研究中,是当之无愧的中国克隆技术之父。

三、专业知识

(一) 细胞分化

地球上绝大多数动物的个体发育都是从精卵结合后进入有丝分裂的过程。细胞后代在形态、结构和功能上发生稳定性差异的过程称为细胞分化。细胞多样性是细胞分化的结果,其分子基础是基因在空间和时间上的严格有序地表达。

(二) 胚胎干细胞

胚胎干细胞是来源于胚胎内细胞团的一群具有自我更新和多能性的细胞群体。胚胎干细胞是多能性干细胞的一种,具有向三胚层分化的潜力。

四、融入思政的教育元素

(一) 持之以恒的专一精神

童第周一生专注于胚胎发育研究,凭借坚韧的毅力,从点滴做起,最终取得丰硕的胚胎学奠基性成果。

融入:展示童第周的科研资料,鼓励学生学习坚韧、专一的钻研精神。

(二) 排除万难的精神

童第周回国后科研条件艰苦,但因地制宜地解决了文昌鱼孵化问题。在战乱搬迁中仍不断寻找研究机会。

融入:讲述童第周著名的显微镜的故事,鼓励学生在专业工作中排除万难,不忘初心。

（朱　顺）

参考文献

［1］蔡恒胜,柳怀祖. 中关村回忆[M].上海:上海交通大学出版社,2011.

［2］SPEYBROECK V L. Theories in early embryology:close connections between epigenesis, preformationism, and self-organization[J]. Ann N Y Acad Sci,2002, 981:7-49.

［3］YAN S Y. Contribution of late Professor T. C. Tung to the experimental embryology of Amphioxus[J]. Develop Growth Differ,1999,41:503-522.

第十八章　以毒攻毒：砒霜用于白血病治疗

一、目标

(一) 教学目标

掌握细胞分化的特点和机制，了解诱导对细胞分化的影响与实际临床意义。

(二) 思政元素

了解中国科学家对中医学进行现代化研究、治疗疾病的事例。理解科研成果逐步获得认可的进程。

二、案例

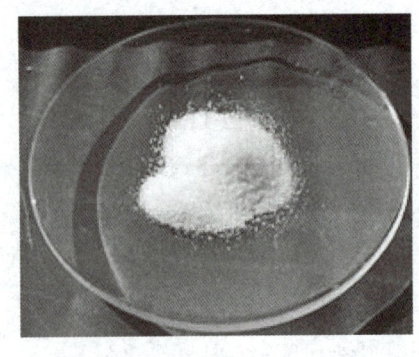

图 18 - 1　砒霜(三氧化二砷)粉剂

砒霜(三氧化二砷)(图 18 - 1)是一味以毒攻毒的中药。《本草纲目》记载："砒乃大热大毒之药,而砒霜之毒尤剧。"中医学认为它有祛痰止哮、截疟、蚀腐及杀虫等作用,可用于治疗寒痰哮喘、疟疾、休息痢、梅毒、痔疮、瘰病、走马牙疳、癣疮及溃疡腐肉不脱等病症。许多中药复方制剂都含有砷,但因其含有多种化学成分,砷的疗效一直没有得到可靠、可重复验证的结论。

在西方,也有使用砷制剂的治疗方案出现。据报道,最早将砷剂应用于治疗的是英国医生托马斯·福勒(Thomas Fowler, 1735—1801 年)。1786 年,福勒发现砷化物是治疗疟疾的有效成分,创造了 Fowler 液,其主要成分是亚砷酸钾。当时 Fowler 液主要用于治疗疟疾和梅毒等疾病。1865 年,白血病被发现并正式定名后,德国医生海因里希·利绍尔(Heinrich Lissauer)首先尝试用 Fowler 液治疗慢性白血病,发现能够缓解一定的临床症状,但其作用缺乏科学的解释。到了 20 世纪初期,先后曾有近 30 位学者发表过砷剂治疗白血病的文章或书籍。然而,在 1902 年学界发现 X 线放射疗法能有效治疗白血病后,砷剂治疗白血病的理念因为其较大的副作用和缺乏科学解释而被淘汰了。

1931年，美国康奈尔医学院的克劳德·福克纳（Claude E. Forkner，1900—1992年）用砒霜来治疗白血病，10例病人中的9例都表现出了良好的反馈。这一发现引起了医学界的轰动。但在1953年，《柳叶刀》上发表的研究证明了白消安对慢性粒细胞白血病具有显著疗效后，包括砒霜在内的其他类型疗法都逐渐被摒弃了。在国际医学界经历不少研究后，对砷剂或砒霜的研究已经被证实对于治疗白血病效果有限，学者们既没有动力，也没有意愿去进一步研究、优化其治疗方案。

20世纪70年代，中国的许多城市都派遣医疗队下乡服务。乡村医生善于使用中医学方剂进行治疗。彼时砒霜、砒石、红矾及雄黄等都是含砷的合法中药。在下乡大潮中，哈尔滨医学院第一附属医院下乡医疗队的韩太云从乡村医生那里得到一个偏方，主要成分包括砒霜（三氧化二砷）、轻粉（氯化亚汞）和蟾酥等中药，号称能治疗癌症和淋巴结核等疾病。韩太云将其改良为注射用针剂，并命名为"癌灵一号"。该药物试验性地应用在某些癌症患者中并起效，但最终因毒副作用太大而准备放弃。

张亭栋（图18－2）在20世纪50年代于哈尔滨医科大学学习西医，20世纪60年代进修中医学后，在中医科工作。他受黑龙江省卫生局委派检查这一偏方的效果。他与同事韩太云等一同研究后发现，该药物对白血病的疗效好于其他类型癌症。他们进一步反复调整了3种主要成分的比例，发现只有三氧化二砷是真正有效的，而汞与蟾酥无治疗作用，反而导致肾毒性、高血压。因此，他们将"癌灵1号"的配方改为主要含三氧化二砷，大幅削减氯化亚汞的比例，并移除了蟾酥。他们进一步对接受治疗的癌症患者进行了分类和追踪。1973年，张亭栋与韩太云等报道"癌灵1号"可用于慢性粒细胞白血病的治

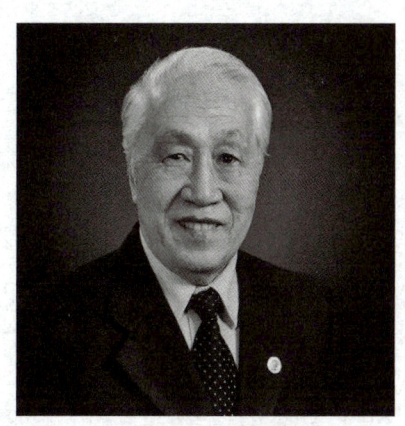

图18－2　张亭栋

疗。1979年，张亭栋等发表总结性报道，在对55位急性白血病患者进行的试验性治疗中，55位患者都有一定程度的改善，总缓解率为70%，其中12例完全缓解。此时，张亭栋等已经注意到，三氧化二砷对急性早幼粒白血病的疗效好于其他类型白血病。张亭栋的工作证明了中医学的巨大价值。

张亭栋注意到的白血病亚型是急性早幼粒白血病，由骨髓中的早幼粒细胞大量释放入外周血而引起，发病率不到10万分之一，但起病急，病死率高。1977年，美国癌症研究所从急性早幼粒白血病患者中建立了细胞系，建立了研究基础。随后的数年中，世界各地的研究组发现，在体外用13－顺维甲酸和全反式维甲酸也可促进急性早幼粒白血病细胞的分化，而将其应用于患者，有赖于另一位国人的重要贡献。他就是王振义。

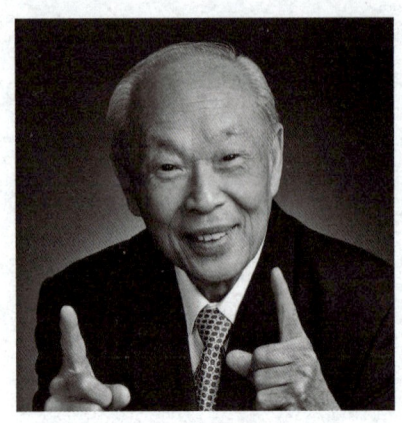

图 18-3　王振义

1948 年,王振义(图 18-3)毕业于震旦大学医学院,获医学博士学位。从 1952 年起,他开始在著名内科专家邝安堃的指导下从事血液病学研究。随着 20 世纪 80 年代外国医学资料的引入,他了解到维甲酸在治疗急性早幼粒白血病方面的潜力。1983 年,他在体外确认了全反式维甲酸对癌细胞分化的诱导潜力。1985 年,他使用全反式维甲酸实验性地治疗了一名 5 岁急性早幼粒白血病患者。1987 年他的研究组在《中华医学杂志》发表论文,报道单用全反式维甲酸,或全反式维甲酸联合化疗治疗了 6 例患者,所有病人的病情均得到完全缓解。1988 年,他们在国际知名的《血液》(Blood)杂志报道了 24 例患者的治疗情况,其中 23 例实现完全缓解。他的工作很快地受到了国际关注。

王振义的学生陈竺等进一步反复进行临床验证,并深入探究了相关分化机制,并联合张亭栋等共同探索。他们发现部分急性早幼粒白血病患者在接受全反式维甲酸治疗后病情复发,对这类患者给予三氧化二砷就可以获得很好的疗效。该研究于 1997 年发表在《血液》杂志,全反式维甲酸和三氧化二砷的联合疗法也被世人称为"上海方案"。这个死亡率极高的凶险的白血病,如今的治愈率可达到 90%,革命性地改变了急性早幼粒白血病患者的命运。相关论文发表后,国际同行验证了他们的工作。1998 年,《新英格兰医学杂志》发表了相关论文,12 位复发的急性早幼粒白血病患者在使用三氧化二砷后有 11 位出现完全缓解,证实了张亭栋的结论。美国 FDA 于 2001 年批准了三氧化二砷为治疗急性早幼粒白血病的新药。从此,三氧化二砷作为治疗急性早幼粒白血病的特效药物,完成了从毒药向良药的华丽转变。随着研究的进一步深入,王振义、陈竺等通过不断探索机制,阐明了三氧化二砷和全反式维甲酸分别作用于前髓细胞性白血病基因产物/α 视黄酸受体(PML/RARα),从而诱导癌细胞分化和凋亡的分子机制。为此,陈竺也获得了美国血液学会、瑞典卡罗林斯卡医学院颁发的诸多国际奖项。

虽然他们的工作均显著地改善了当今对该病的治疗,也都被写入了《临床指南》,但两位科学工作者的境遇则显著不同。张亭栋虽然被《纽约时报》(New York Times)报道过,三氧化二砷的作用也被临床医生所熟知,但张亭栋在国际学术和医学界仍默默无闻。几乎所有英文文献作者都不了解张亭栋的关键性作用,也不知道张亭栋早在 1973—1979 年就已经发表中文论文。这与他英文论文较少、缺乏国际视野和国际交流有关,甚至张亭栋作为第一作者的英文论文也没有引用自己早年的文献。而王振义的国际合作和交流导致他的发现迅速获得了多个国际和国内荣誉。在中国学者和科学史研究者的呼吁之下,张亭栋的工作逐渐得到了认可。由于他们在治疗急性早幼粒白血病的杰出贡献,两个药物均已成为国际上治疗急性早幼粒白血病的标准药物,张亭栋和王振义在

2020 年获得未来科学大奖。

三、专业知识

肿瘤的分化特征：肿瘤细胞来源于正常细胞，某些分化特点可与其来源细胞相同，但多见肿瘤细胞缺少这种分化，表现为去分化。分化程度低或未分化的肿瘤细胞缺乏正常分化细胞的功能。例如，胰岛细胞瘤可不合成胰岛素；结肠肿瘤可不合成黏蛋白；肝癌细胞不合成血浆白蛋白等。诱导分化是一种治疗肿瘤的治疗策略。

四、融入思政的教育元素

(一) 中医学药是尚待深挖的宝库

张亭栋等挖掘中医学宝库，心怀患者，积极探索，终于发现三氧化二砷在治疗急性早幼粒白血病中的特效。

融入：讲述中国科学家张亭栋等发现、探究、改变临床实践的成功案例。讨论中医学现代化的紧迫性及其中可能蕴藏的重要发现。引导学生勇于创新、打破固有观念的精神。

(二) 现代医学发展需要团队合作、学术交流，打破认知界限

陈竺和张亭栋等的合作，革命性地将全反式维甲酸和三氧化二砷联合使用，改变了急性早幼粒型白血病患者的命运。

融入：通过讲述"上海方案"的成功，引导学生讨论团队合作、学术交流的重要性。

（郭　锋）

参考文献

［1］陈国强，朱军，石学耕，等. 氧化砷诱导早幼粒细胞白血病细胞凋亡及其分子机制的初步研究［J］. 中华血液学杂志，1997，(1)：26-29.

［2］张亭栋，荣福祥. 癌灵一号注射液与辨证论治治疗急性粒细胞型白血病［J］. 黑龙江医药，1979，(4)：7-11,

［3］SOIGNET S L. Complete remission after treatment of acute promyelocytic leukemia with arsenic trioxide［J］. N Engl J Med，1998，339(19)：1341-1348.

第十九章 点亮细胞：荧光蛋白的发现历程

一、目标

(一) 教学目标

了解绿色荧光蛋白的原理、发展及应用，了解荧光共振能量转移技术的原理，了解美籍华裔科学家钱永健在其中的贡献。

(二) 思政目标

学习下村修、钱永健等科学家敢于突破的精神。

二、案例

细胞生物学强烈依赖对细胞结构、行为的观察。细胞的染色技术可以标记细胞的结构，却难以良好地观察生物学过程。若有一种内在的标签，能够在生物学过程中持续显像，将极大地推进细胞生物学的进展。这种蛋白质标记技术可以帮助科学家研究特定蛋白质的丰度、位置、相互作用、运输及特定功能。而这个世界上应用最为广泛的蛋白质标记技术，就是绿色荧光蛋白(green fluorescent protein，GFP)标记法。

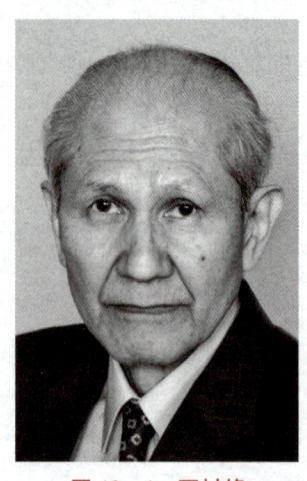

图 19-1 下村修

1928 年，下村修(Osamu Shimomura，1928—2018 年)(图 19-1)出生于日本军国主义扩张时期。在战争时期长大的他没有高中文凭，最终于 1948 年被长崎药学院录取。毕业后他加入了名古屋大学的有机化学家平田义正(Yoshimasa Hirata，1915—2000 年)实验室，于 1957 年第一次制成了纯的荧光素晶体。这项工作使他荣获富布赖特奖学金，应邀加入了普林斯顿大学的生物发光实验室。在普林斯顿，他主要研究维多利亚多管发光水母。这个种类的水母伞边缘可发出幽幽的蓝色生物光。1961 年 7 月，下村修开车穿越美国，收集数百只水母，切下发光环，运回普林斯顿进行分析。第二年春天，他们提取到了 5 mg 高纯度的水母发光蛋白质，并将其命名为"aequorin"。当时的下村修不会想到，他手中这些散发着幽暗光辉的试管，开启了细胞生物学领域的又一场革命。

在之后的 19 年中，下村修收集了成千上万的水母，提纯蛋白以进行必要的结构分析。在提纯这类 aequorin 蛋白时，下村修偶然发现，当 aequorin 蛋白发出蓝色光辉时，样品中的有一些蛋白可以发出绿色的荧光。然而直到 1979 年，下村修才积累了足够的蛋白质，研究了其发出绿光的蛋白结构并发表了一篇论文。尽管如此，下村修没有意识到 GFP 的特殊性，导致这一重要发现被搁置了 15 年。

GFP 与水母荧光蛋白有什么区别？为什么只有它得到了所有研究人员的青睐？一般的水母荧光蛋白需要与钙离子或辅酶等物结合后，发出荧光。而 GFP 并非如此，它仅需外源光激发，便可发光，这在原理上是巨大的突破。GFP 是由 238 个氨基酸组成的单体蛋白质，其晶体结构显示，蛋白中央是一个圆柱形桶状结构，桶的顶部由 3 个短的垂直片段覆盖，底部由一个短的垂直片段覆盖，对荧

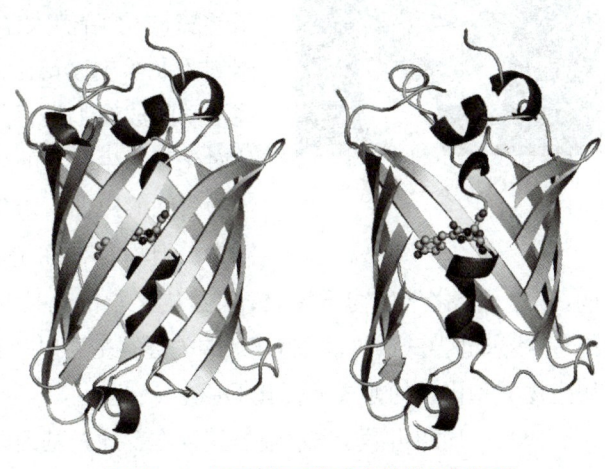

图 19‑2　GFP 的三维重建结构及侧切图

光活性很重要的生色团则位于桶的大空腔内，从而得到保护（图 19‑2）。GFP 很稳定，虽然强还原剂能使其失活，但一旦重新暴露在空气或氧气中，绿色荧光便立即得到恢复。而弱还原剂并不会影响荧光发生，中度氧化剂如生物材料的固定、脱水等对荧光影响也不大。GFP 发出的荧光也极其稳定，在激发光照射下，GFP 抗光漂白能力比荧光素强，荧光灵敏度比荧光素标记的荧光抗体高，更适用于定量测定与分析。由于 GFP 荧光的产生不需外源反应底物，因此 GFP 作为一种广泛应用的活体报告蛋白，其作用是任何其他酶类报告蛋白无法比拟的。

一块宝石要在特定的领域才能发出光辉。GFP 在荧光蛋白领域是个有趣的特例，但在生物医学领域就变成了指路的神灯。哥伦比亚大学的马丁·查尔菲（Martin Chalfie，1947—　）在 1989 年 4 月的一次谈话中听说了下村修的工作，敏锐地意识到 GFP 的特性可以使它成为他所研究线虫的理想标记物。他首先将 GFP 的基因转入细菌中，制造出了携带 GFP 的细菌。1994 年，他将 GFP 引入他所研究的模式生物——秀丽隐杆线虫中，并只在特定的神经细胞中引入。由于线虫的透明特性，研究人员第一次在镜下观察到了细胞在动物体内变化的过程。人们可以观察细胞的分裂、细胞器的变化、细胞的迁移和发育。这是 GFP 与人类生物学、医学的第一次直接融合。

虽然 GFP 具有种种优势，但天然的荧光蛋白质并不能满足科学家日益增长的显像

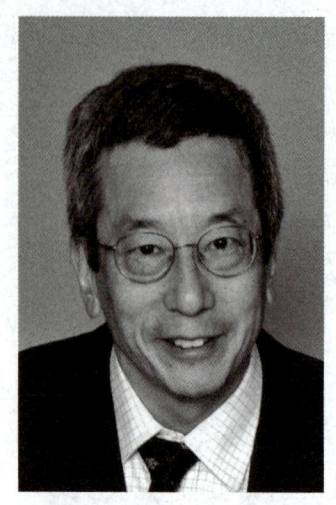

图 19-3　钱永健

需求。一旦自然赐给人们一样工具,科学家会努力发展这项工具,将其变得更趁手,甚至发挥出意想不到的威力。在这一方面,将 GFP 工具打磨到登峰造极的科学家是加州大学圣迭戈分校的华裔科学家钱永健(1952—2016 年)(图 19-3)。钱永健出生于科学世家,其大伯是中国两弹一星元勋科学家钱学森,其父亲是美国波音公司的工程师。求学时,钱永健刻意避开了父亲、兄长就读的麻省理工学院,去了哈佛大学学习化学和神经生物学,随后赴英国剑桥大学攻读博士及博士后。他的早期工作是针对神经活动的成像工具,开发钠离子或钙离子的示踪剂。由于他对化学和生物学的兴趣以及对细胞内成像技术的敏感,当他得知 GFP 时,就敏锐地意识到其作为蛋白标记物的潜力。但与其他研究人员致力于将 GFP 转入生物体不同,作为一个化学生物学家,钱永健从化学的角度出发,认为 GFP“昏暗、多变、光谱不纯”。钱永健尝试通过修改 GFP 中关键氨基酸以获得更亮或者是其他颜色的荧光蛋白,用生物学和化学的方式来优化 GFP。

1994—1998 年间,钱永健与其合作者通过基因改造和结构调整创造了各种 GFP 突变体。他最早在《自然》(*Nature*)报道了单点突变(S65T)显著改善了 GFP 的光谱特性,GFP 荧光变得更强,激发峰值转移至 488 nm,发射峰值保持在 509 nm,与异硫氰酸荧光素(fluorescein isothiocyanate,FITC)荧光素光谱特性相似。其他颜色的突变也不断被创造出来:蓝色、青色和黄色,钱永健的实验室不断生产着不同颜色的荧光蛋白,为世界各地的科研工作者提供了生命颜料。

当科学家手握多色荧光蛋白作为工具时,简单的蛋白标记已经不能满足他们的求知欲望,通过组合这些工具,他们创造出了全新的探索活体中蛋白质相互作用的方法。1997 年,钱永健试图开发一种基因编码传感器以检测 AMP/cAMP 的活动,他希望能监测第二信使环磷酸腺苷(cAMP)与蛋白激酶 A 结合的生物学过程。他利用改造的青色荧光蛋白与黄色荧光蛋白,依据 Fürster 共振能量转移原理,与苏珊·泰勒(Susan Taylor,1942—)合作开发了一种全新的技术——荧光共振能量转移技术(fluorescence resonance energy transfer,FRET)。这一技术的原理非常有趣,其基于一种荧光分子之间的能量转移现象。当供体荧光分子的发射光谱与受体荧光分子的吸收光谱重叠,且两个分子的距离十分接近,就会发生一种非放射性的能量转移,使得供体的荧光猝灭,而受体发射的荧光大大增强。那么,在紫外光的照射下,当体系中青色荧光蛋白 A 与黄色荧光蛋白 B 相互接近,也即两个标记蛋白结合时,就会发出黄色的光;而 A、B 两个分子没有结合时,则会发出青色的光。FRET 将蛋白之间的直接作用从复杂的结构推演转变成可以直接观察到的过程,现在已经广泛应用于许多系统中分子相互作用的检测。FRET 可以测量单个蛋白质域之间的距离,提供有关蛋白质构象的信息;可以检测蛋白质之间的相互作用;可研究代谢或信号通路的信息;可研究细胞膜中的脂筏结构。当科学家想要说明某个蛋白与另一个蛋白有直接作用时,FRET 成为极其重要的证明手段。

如今,通过不断改进的荧光染料与精度更高的显微镜,细胞已不再像当初安东·冯·列文虎克那样看到的黑白的世界。细胞内细微的结构、复杂的生命过程都被染上了荧光的炫彩,供人们更方便地探寻生命的奥秘。为此,2008 年的诺贝尔化学奖颁给下村修、马丁·查尔菲与钱永健,以表彰他们在 GFP 研究中的突出贡献。瑞典皇家科学院公报将 GFP 的发现和改造与显微镜的发明相提并论:"GFP 在过去的 10 年中成为生物化学家、生物学家、医学家和其他研究人员的引路明灯……成为当代生物科学研究中最重要的工具之一。"

三、专业知识

GFP:来自于水母的一种荧光蛋白,激发光照射下无须底物,即可发出明亮的绿色荧光。

FRET:两个相邻光敏分子之间能量转移的机制,供体荧光分子和受体荧光分子必须相邻,且其光谱必须重叠。

四、融入思政的教育元素

(一) 拥有广泛兴趣,综合多学科知识

钱永健作为化学生物学家,从化学的角度解析改造 GFP 的发光基团,最终对生物学作出了举世瞩目的贡献。

融入:了解钱永健与化学的结缘故事,讲述多学科结合的重要性。

(二) 敢于突破的科学精神

下村修不畏冷门,二十年如一日研究水母荧光蛋白,为 GFP 的发现奠定基础。钱永健没有做热门的 GFP 的应用研究,而是潜心优化工具,最终发展了整个领域并带来了重要的技术革新。

融入:介绍科研工作者敢于突破的科学精神,引导学生继承发展科学家们勇于突破的精神。

(杨云龙)

参考文献

[1] PALMER A. Roger Y. Tsien 1952-2016[J]. Nat Chem Biol,2016,12:887.

［2］ TSIEN R Y. The green fluorescent protein[J]. Annu Rev Biochem,1998，67：509-544.

［3］ ZOU Y W. Green fluorescent protein[J]. Embryo Project Encyclopedia，2014，06(11):65-67.

图书在版编目（CIP）数据

医学细胞生物学思政案例集/杨云龙,郭锋,朱顺编著.—上海：复旦大学出版社,2024.9
复旦大学医学课程思政系列教材
ISBN 978-7-309-16463-3

Ⅰ.①医…　Ⅱ.①杨…　②郭…　③朱…　Ⅲ.①医学-细胞生物学-医学院校-教学参考资料
Ⅳ.①R329.2

中国版本图书馆 CIP 数据核字（2022）第 194473 号

医学细胞生物学思政案例集
杨云龙　郭　锋　朱　顺　编著
责任编辑/方　晶

复旦大学出版社有限公司出版发行
上海市国权路 579 号　邮编：200433
网址：fupnet@ fudanpress.com　http://www.fudanpress.com
门市零售：86-21-65102580　团体订购：86-21-65104505
出版部电话：86-21-65642845
上海盛通时代印刷有限公司

开本 787 毫米×1092 毫米　1/16　印张 6.5　字数 135 千字
2024 年 9 月第 1 版第 1 次印刷

ISBN 978-7-309-16463-3/R·1984
定价：68.00 元